AF494623

COURSE MÉDICALE

A

TRAVERS LES PYRÉNÉES

PAR

Le Docteur A. DECHAMBRE.

Extrait de la GAZETTE HEBDOMADAIRE DE MÉDECINE ET DE CHIRURGIE.

PARIS,

LIBRAIRIE DE VICTOR MASSON,

PLACE DE L'ÉCOLE-DE-MÉDECINE.

1858.

T²¹
306

COURSE MÉDICALE

A

TRAVERS LES PYRÉNÉES

PAR

le Docteur A. DECHAMBRE.

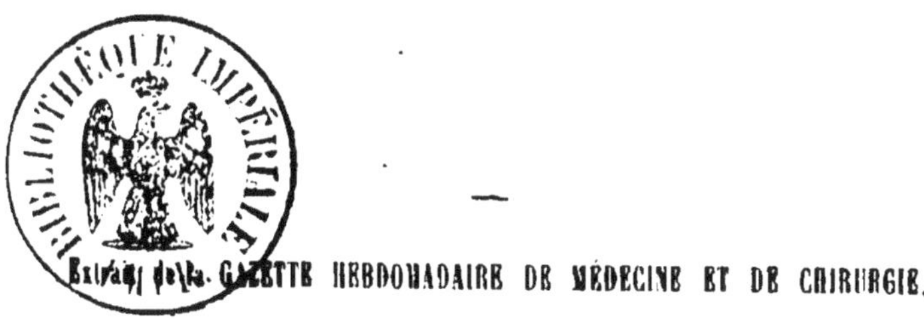

Extrait de la GAZETTE HEBDOMADAIRE DE MÉDECINE ET DE CHIRURGIE.

PARIS,

LIBRAIRIE VICTOR MASSON,

PLACE DE L'ÉCOLE-DE-MÉDECINE.

1857.

1858

T 21
306

Paris. — Imprimerie de L. MARTINET, rue Mignon, 2.

COURSE MÉDICALE

A

TRAVERS LES PYRÉNÉES.

Première lettre.

SOMMAIRE : Départ. — Les chemins de fer. — Bordeaux médical. — La question de l'Association générale des médecins.

Bayonne, 10 août 1857.

Me voici à deux cents lieues de vous, cher confrère, libre comme le coursier des pampas, léger comme un papillon qui aurait le ventre un peu fort et heureux comme le poisson dans l'eau...... chaude; car il fait ici un temps de Sénégal : les indigènes s'en plaignent; mais moi, noyé dans une nonchalance inconnue, déplorablement livré aux séductions de l'oisiveté, mère de tous les vices, je sens couler dans mes veines de si douces ondées de bonheur, que je prends ces chaleurs corrosives, comme la cigale, en chantant. Je défie qu'on me mette en colère. On m'apprendrait qu'il se trame, dans la région syphilographique ou ailleurs, un complot contre la GAZETTE HEBDOMADAIRE, que j'en rirais de toute ma gorge, et j'embrasserais sur les deux joues celui qui me montrerait une lettre où je serais insulté. J'ai, de plus, construit dans mon esprit un mur épais et solide entre les affaires laissées à Paris et tout ce qui va, pendant quinze bons jours, bruire à mes oreilles ou resplendir à mes yeux, bien décidé à trouver tout beau et tout bon, chose d'ailleurs assez naturelle de la part d'un homme qui fait un voyage d'agrément.

Oui, mon cher confrère, le harnais commençait à devenir lourd, le bât de la clientèle faisait des écorchures, le mors du journalisme fatiguait la bouche, et je me suis échappé comme l'âne d'or (ô âne, pardon de la comparaison!), au risque de payer par des travaux plus durs ce moment de satisfaction. Après donc avoir nanti, en père tendre, la jeune GAZETTE de tout ce qui était nécessaire à sa subsistance; après l'avoir recommandée, comme on recommanderait son cœur, aux soins dévoués de ses précepteurs ordinaires, j'ai confié ma fortune à un train express. Je suis arrivé à Bordeaux le 7 août, *en ne passant pas* par Orléans et Tours; car c'est le caractère original et singulier du *rail-way* de ne vous mener directement nulle part : il vous jette, avec votre paquet, auprès de la voiture qui vous conduit l'un et l'autre à domicile, mais rien de plus. En supprimant de la route villes et villages, il a retranché ce qui constitue principalement la diversité des pays et ce qui contribuait le plus, au bon temps des diligences, à charmer l'ennui du voyage, c'est-à-dire la physionomie changeante des constructions, des visages, des costumes, et ce langage muet que parle au passant oisif tout lieu habité. Le panorama des champs et des montagnes, fut-il très varié, n'offre jamais un intérêt égal ni aussi durable; il passe d'ailleurs si rapidement, qu'il ne reste guère dans l'esprit qu'un souvenir fort analogue à celui qu'on éprouve en courant le long d'une grille. Les voies ferrées sont faites pour les psychologues, qui y sont commodément pour regarder au dedans d'eux-mêmes, vu que l'objet impalpable de leur contemplation voyage aussi vite que leur propre corps. J'ai songé jusqu'à Orléans aux idées innées; j'étais, en arrivant à Tours, fort occupé de l'activité volontaire et libre; aux environs d'Angoulême, je rêvais à moitié endormi au bien et au beau, et le machiniste annonçait Bordeaux par un grand coup de sifflet quand, revenant à moi, j'eus tout de suite l'idée du mauvais et du laid; mais il était temps de s'occuper des bagages.

Tout le Bordeaux médical est agité en ce moment de la même pensée. Je m'empresse d'aller rendre mes devoirs à M. N... Nos mains à peine jointes : « Que pensez-vous, me dit-il, d'une association générale des médecins de France? » Je le quitte pour aller voir M. X..., qui m'apostrophe ainsi : « Ah çà, confrère, vous qui savez les choses, que savez-vous du projet d'agrégation de toutes les associations médicales de France? » J'entre chez M. Z... : « Et cette réunion de toutes les associations médicales à celle de Paris, qu'en dites-vous? Tenez, l'UNION MÉDICALE DE LA GIRONDE s'en occupe en ce moment (1). » Et ainsi de suite pendant une matinée. Si vous

(1) Il a paru en effet, dans l'UNION DE LA GIRONDE, depuis que ceci est écrit, un article

ramassiez une à une (je vous préviens que ce ne sont pas des perles) les réponses ainsi égrenées de porte en porte, vous auriez à peu près ce qui suit :

« D'abord, je ne comprends pas bien une *adjonction des médecins des départements à l'Association des médecins du département de la Seine* : ce sont les termes du vœu exprimé par un certain nombre de médecins de Bordeaux, et dont l'initiative appartient à M. le docteur Jeannel. Entend-on que les associations locales, continuant à subsister, se rattacheront seulement par quelque lien d'organisation à l'association de Paris, qui deviendrait ainsi la tête du corps? ou bien, que, les associations locales disparaissant, les médecins de la France entière formeraient une seule et vaste association, dont le siége serait à Paris? Dans l'une et l'autre hypothèse, l'Association du département de la Seine, telle qu'elle est aujourd'hui constituée, ne peut devenir le centre et le moteur du système. Je l'ai dit ailleurs, sa qualité d'*établissement d'utilité publique*, en la laissant libre d'administrer ses affaires intérieures, l'enchaîne sur tout le reste, limite ses mouvements, circonscrit son but, définit ses droits, lui impose des statuts, pèse sur sa question financière, la place enfin directement sous l'œil de l'administration supérieure. Pour devenir autre chose que ce qu'elle est aujourd'hui, il faudrait, ou qu'elle renonçât aux avantages de la *personne civile*, au droit d'être propriétaire et d'acquérir par dons et legs, et qu'elle perdît tout à coup les fruits déjà considérables de cette position favorisée, ou qu'un nouvel acte de l'autorité lui conservât cette situation, tout en lui accordant cet énorme accroissement d'influence et d'action qu'on sollicite pour elle. L'État refusera-t-il? Ce ne serait pas assez pour passer outre ; il faudrait encore obtenir de lui l'autorisation de s'associer. Mais nous supposons cette autorisation accordée. Voilà le corps médical de France réduit à instituer la bienfaisance confraternelle sans le moyen qui souvent peut seul assurer l'accroissement progressif et la perpétuité du bienfait, à savoir : la faculté de grossir indéfiniment son trésor. L'État, au contraire, se décidera-t-il à un acte qui n'est pas dans ses habitudes? Les effets en seraient différents, suivant que l'association siégeant à Paris s'agrégerait simplement les associations des départements ou qu'elle les absorberait entièrement. Dans le premier cas, l'œuvre serait entachée d'un vice radical. Si les départements frappant à la porte de l'Association centrale courent le risque d'être éconduits par les exigences d'une position officielle ou embarrassés dans les entraves

de M. Lachaze, dont le sens s'accorde, et je m'en honore, avec celui des remarques qu'on va lire. M. le docteur Roubaud, dans la FRANCE MÉDICALE, se déclare également pour les mêmes idées.

d'un assujettissement légal, ce n'est pas la peine de leur offrir un appui. Le second cas est logiquement plus admissible, mais alors voici la difficulté : Les partisans de l'association générale ne se proposent pas seulement une organisation de secours mutuels ; ils veulent encore l'amélioration morale et matérielle de la profession, et ils placent parmi les moyens d'obtenir cette amélioration la répression du charlatanisme et de l'exercice illégal. Or, une association générale, constituée établissement d'utilité publique, serait très mal appropriée au but complexe que je viens de définir, parce que ce but exige, pour être atteint, la liberté d'action et la disposition de moyens pécuniaires, deux choses incompatibles avec le régime des établissements de cet ordre. L'Association de Paris, restreinte par ses statuts à un office de charité (art. 1er), ne peut, par exemple, ni assister directement, ni soutenir de ses fonds un confrère appelé à combattre en justice pour le droit ou pour la dignité professionnels. Bien plus, on peut affirmer que l'État, qui accueille volontiers une institution de pure bienfaisance, ne conférera jamais un caractère officiel ou public à une institution qui porterait la main aussi avant dans les intérêts généraux de la société.

Tout ceci ne touche encore qu'aux moyens d'exécution. Le défaut capital du projet, vous le voyez, est de passer le niveau sur tout le pays médical et de lui imposer partout, sans le vouloir peut-être, le même régime, — soit le régime de l'association libre, moins bon que celui des établissements publics pour les localités où le produit des cotisations est insuffisant, — soit le régime des établissements publics, moins bon que celui de l'association libre pour des localités mieux dotées. Je me demande, dans l'hypothèse de l'association libre généralisée, de l'association privée de legs et de dons volontaires, et incapable de posséder, comment elle pourra vivre et se constituer plus durablement que les associations partielles qu'on déclare inviables ; je me demande, dans l'hypothèse d'une association non libre, comment on réalisera le but indiqué par le projet. Et, à côté de ces embarras, je considère l'avantage, je dirai même la convenance, qu'il y aurait à laisser aux diverses agglomérations médicales le soin de déterminer elles-mêmes l'objet précis et la mesure de leur œuvre, le régime sous lequel cette œuvre devra s'accomplir ; je considère la possibilité de grossir les associations partielles en étendant leur sphère géographique, de les grouper au besoin autour de certains centres, par exemple, autour de l'association du chef-lieu, où il est facile de représenter par un délégué les intérêts à défendre, et finalement je me sens peu porté vers une centralisation plus complète.

Quant à la valeur intrinsèque de cette centralisation, quel qu'en soit le mode, il faudrait savoir jusqu'à quel point on entend serrer le lien qui rattacherait les associations des départements à l'association de la capitale. Jusqu'à ce qu'on se soit expliqué à cet égard, je resterai, quant à moi, sur la réserve. Au point de vue de la bienfaisance, on ne voit pas ce qu'une commission parisienne aurait à faire dans une répartition de secours à Lille ou à Marseille, de quel droit ou avec quelle autorité elle regarderait à la gestion financière d'autrui. Au point de vue des intérêts moraux et professionnels, il faut distinguer. Il y a des intérêts plus spécialement locaux, ou, si l'on veut, des intérêts qui, en soi, affectent bien la généralité du corps médical, mais dont l'appréciation peut varier suivant le temps, le lieu, les circonstances : tels sont ceux, par exemple, qui se rapportent à l'exercice illégal, au charlatanisme, à la moralité professionnelle, aux règles de la confraternité, etc. Sur tout cela, les associations locales feront bien de maintenir toute leur indépendance, leur droit d'initiative comme leur droit d'exécution. Il n'y aurait rien de plus dangereux, et pour l'harmonie du corps médical et pour l'équité elle-même, qu'un pouvoir lointain qui jugerait sur informations. A chaque localité de voir ce qui lui convient et d'agir quand et comme il lui convient. Mais il y a aussi des intérêts généraux concernant la répression légale de certains délits, la réquisition judiciaire, le timbre, tout ce qui touche à la constitution organique de l'enseignement et de la profession. Sur ce terrain, je l'avoue, tout en me défendant des illusions communes sur les avantages qu'on se promet de remaniements partiels, je comprends très bien les inconvénients de la fragmentation du corps médical et l'utilité d'un concert de tous ses membres. Or, un concert de cette nature suppose une représentation quelque part, et ce quelque part ne peut être que Paris. Donc, j'admettrais que, pour la défense de ces intérêts généraux, l'Association des médecins du département de la Seine, placée près du pouvoir, près de la cour suprême, près des sommités du barreau, solidement établie, bien famée, riche d'expérience, devînt, dans la mesure que lui permet sa position, la déléguée officieuse des associations de province. On peut, si on le désire, faire de cela l'objet d'une convention écrite; mais je ne voudrais rien au delà. Je ne trouve point, dans cet heureux privilége de Paris, le motif suffisant d'une association générale, si l'on attache au mot son sens naturel, c'est-à-dire d'une réunion d'associations solidaires où *tous* les intérêts seraient mis en commun, avec une administration centrale siégeant à Paris. Une telle organisation condenserait bientôt toute initiative, tout pouvoir, dans l'Association de la Seine, et, même pour les intérêts d'un ordre général, je ne crois la chose ni juste, ni bonne. Les associations locales ne sont pas, comme on l'a dit, des membres dont il soit urgent de faire un corps; ce sont, elles aussi, des corps entiers, intelligents et libres, qui peuvent se trouver bien de l'assistance d'un autre corps plus puissant qu'elles, mais qui ne méritent pas d'être annihilés. »

Tels sont, chers confrères, ou peu s'en faut, les propos que je promenais hier de la rue Esprit-des-Lois à la rue des Remparts, et des allées de Tourny à la rue des Trois-Conils. Si vous rencontrez M. Latour, priez-le de ne pas me faire, à mon retour, les gros yeux sous ses lunettes. C'est son mérite, que les objections faites à n'importe quoi de relatif à l'association médicale lui soient presque personnelles. Dites-lui, s'il ne le sait, que les miennes partent d'un cœur bien intentionné, et que, dans cette lettre comme dans son récent discours, *l'intérêt public seul est en cause.*

Je vous écrirai encore demain de Bayonne; je n'ai pas fini avec Bordeaux.

Deuxième lettre.

SOMMAIRE. — La discorde médicale à Bordeaux. — Règlement du service de santé des hôpitaux civils. — Le caveau de Saint-Michel. — Triomphe de M. Raspail.

Bayonne, ce 11 août 1857.

Ce dissentiment des médecins de Bordeaux sur la question de l'*association générale*, que je vous signalais dans ma lettre d'hier, je me plais à croire, très honoré confrère, qu'il ne dérive pas, comme le fait entendre une feuille médicale de Paris, d'une scission permanente et systématique entre l'*École préparatoire* et la *Société de médecine*. La question sur laquelle je vous ai dit franchement mon avis est assez grave pour éveiller au fond du cœur le peu de conscience dont on peut être doué, assez délicate pour partager les esprits les mieux intentionnés; et l'on aurait tort d'inaugurer le travail d'union qu'on entreprend avec un zèle dont le désintéressement n'est pas contesté, en commençant par suspecter la sincérité des opinions. Je suis d'autant plus fondé à faire cette remarque, que, si mes impressions sont justes, le vœu d'une association générale, quoique issu de ce qu'on appelle le parti de l'École, n'est pas également goûté par tous les membres de ce parti.

Mais il n'est que trop vrai, cher confrère, qu'une regrettable division, qui remonte assez haut et qui vous a été signalée ici même à son origine, scinde en deux parts le corps médical de Bordeaux. Rattacher étroitement une de ces parts à l'Ecole préparatoire et l'autre à la Société de médecine, ce ne serait peut-être pas représenter avec exactitude le caractère du mal. Les griefs d'où sont tombées les premières étincelles de discorde concernent autant, pour le moins, l'assistance publique que le professorat. Je répondrais mal aux témoignages d'une cordiale hospitalité, et peut-être aussi à l'intention de ceux qui sont le plus en cause, si j'insistais, avec quelque réserve que ce fût, sur ces affaires locales. Je me permettrai seulement, avec le dégagement d'un simple touriste, d'exprimer l'impression pénible qu'on éprouve à voir une portion aussi éclairée du corps médical livrée aux dissensions ; une société de médecine dont se sont éloignés ses membres les plus anciens, ses présidents d'autrefois ; une presse dont l'unité est rompue ; que dirai-je ? les forces vives éparpillées, les anneaux de la chaîne disjoints, le serpent d'Esculape coupé en deux ! Heureusement que ce serpent-là doit être assez vivace pour que ses tronçons puissent se réunir. Quand nous ferez-vous voir, chers Girondins, ce bel exemple de greffe animale ?

Pour le moment, on s'occupe beaucoup du nouveau *règlement du service de santé et du régime alimentaire* des hospices civils. Je déclare ici formellement que le peu que j'en veux dire est une simple appréciation personnelle, aussi étrangère aux discussions de là-bas que pourrait l'être une étude sur les hôpitaux des montagnes Rocheuses, et ne trouvant place ici que comme un thème naturellement offert, presque imposé, à un critique en voyage. Encore n'ai-je intention de ne m'occuper que de la section relative aux *élèves* des hôpitaux. Sur ce chapitre, en effet, le règlement contient des dispositions qui, si elles étaient spéciales à Bordeaux, ce que j'ignore, mériteraient d'être indiquées aux autres écoles préparatoires.

L'hôpital Saint-André, comprenant, à lui seul, la majeure partie du service sanitaire, a quatre catégories d'élèves : des élèves externes, des adjoints aux internes, des internes, et un *premier interne.* Tous les élèves inscrits sont ou peuvent être externes ; car l'article 33 est ainsi conçu : « Les élèves inscrits sur les registres de l'École préparatoire de médecine de Bordeaux, *spécialement* les élèves de deuxième année, pour lesquels un service dans les hôpitaux est obligatoire (ord. roy. du 10 avril 1842), et dont les noms sont transmis au commencement de chaque trimestre par le directeur de l'École, remplissent les fonctions d'externes.... » En cette qualité, ils sont tenus d'assister aux visites du matin, à celles du soir, et font les pansements dans les salles de chirurgie et dans celles de médecine. Les élèves jouissent donc, dès le début de leurs études, du bénéfice de cet apprentissage pratique qui est refusé à un si grand nombre dans les grands centres d'études. C'est seulement après avoir fait à l'hôpital un service régulier, et avoir pris quatre inscriptions, que les élèves sont admis à l'examen pour les places d'adjoints aux internes. Ces adjoints font à peu près le service qui, à Paris, est imposé aux externes, c'est-à-dire qu'ils inscrivent sur les cahiers de visite les prescriptions, les noms des malades, la durée de leur séjour et la désignation de la maladie, d'après le diagnostic établi par le chef de service. Ils veillent aux pansements exécutés par les externes ou s'en chargent eux-mêmes ; ils pratiquent les petites opérations de chirurgie, et assistent les internes dans les autopsies. Ces derniers, nommés pour deux ans, remplissent les fonctions ordinaires des internes de Paris ; de plus, ils sont tenus de résumer, à la fin de chaque mois, « le mouvement des individus admis dans les salles auxquelles ils sont attachés, » et les internes de deuxième année sont obligés de concourir pour l'obtention des récompenses que l'administration accorde tous les ans. C'est celui que le concours place en tête de ses collègues qui prend le titre de premier interne, en acquérant le droit de prolonger son service pendant un an. Le premier interne est de création nouvelle. Auparavant, il y avait, au-dessus des internes simples, un *chef interne*, lequel était ordinairement, sinon toujours, docteur, et pouvait intervenir d'une manière grave dans le traitement ; par exemple, pratiquer des opérations en l'absence du chef de service. Cette institution fonctionne encore dans plusieurs Écoles préparatoires. On a jugé, à Bordeaux, qu'elle exposait à des conflits d'autorité ; qu'il ne devait pas y avoir d'intermédiaire entre le maître et l'élève, entre le chef de service et l'interne, et l'on a introduit dans le règlement, en supprimant le chef interne, la pensée de l'article 36 du règlement des hôpitaux de la capitale, où il est dit que toutes les opérations doivent être pratiquées par le chirurgien en titre. Le premier interne, qui ne peut être docteur, jouit encore d'attributions assez étendues : il aide « les chefs des services chirurgicaux » dans les opérations ; il a « la direction supérieure » de l'emploi des appareils d'électrisation, des douches, du traitement de la gale.... ; il fait chaque jour « une visite dans *toutes* les salles » ; il veille au maintien de la discipline parmi les élèves ; il donne aux externes et aux adjoints des instructions pratiques sur l'application des bandages et appareils et sur les opérations de petite chirurgie ; il a en dépôt les instruments de chirurgie de l'hôpital, etc. Assurément, à Paris, on ne se plaindrait pas de n'avoir pas de chef interne, mais on se plaindrait d'avoir un premier interne. Il fut un temps où l'on possédait un *chirurgien gagnant maîtrise*, et l'on ne songe pas à le ressusciter. Notre *chef de clinique* n'est que le mari de la reine à côté du seigneur chef interne de Bordeaux ! Mais je n'affirme pas que la condition ordinaire des Écoles préparatoires ne crée pas de besoins particuliers.

Le temps m'a manqué pour parcourir les hôpitaux, et je n'ai pu que donner un coup d'œil à la grande cour et aux beaux promenoirs de Saint-André, en compagnie de mon excellent confrère M Borchard. Ce que j'ai rencontré de plus agréable après tout, c'est un disciple, tout jeune encore, de la Faculté de Paris, devenu un des maîtres chirurgiens de la Gironde, M. le docteur Denucé. Inutile de vous en donner la description ; vous le connaissez et le connaîtrez de plus en plus par ses œuvres. Mais je m'étais réservé le loisir de visiter une curiosité plus rare que les hôpitaux : c'est le caveau. Que ce nom n'éveille en vous aucune idée bachique ; le caveau dont il s'agit n'a rien de commun avec le *Caveau moderne ;* il est au contraire très ancien, très silencieux, très lugubre, et je ne vous souhaite pas d'en être membre. Il s'agit de la crypte de l'église Saint-Michel, qui contient une quarantaine de cadavres momifiés. Cette gracieuse compagnie, rangée en file le long du mur, se tient honnêtement debout pour recevoir les visiteurs. Vous passez sur le front de la ligne, pendant qu'un *gamin* (il n'y en a pas qu'à Paris), agitant vivement une chandelle, fait éclabousser la lumière sur la face et les portions les mieux conservées des personnages. Il ne tient qu'à vous de croiser les mains derrière le dos, et de vous prendre pour le Napoléon du poëte allemand, passant à minuit la revue de ses soldats morts. L'illusion serait d'autant plus facile, qu'il y en a un qui a sous le sein droit un trou, attribué, avec toute apparence de raison, à un coup d'épée. C'est un homme superbe, qui porte la tête droite, la poitrine en avant, et a encore l'air de menacer. Ce doit être un duelliste puni par où il avait péché. Dieu lui fasse paix ! Un autre habitant du lieu est plus à plaindre, si l'on en juge par les contorsions où la mort a surpris ses membres. Le cicerone vous explique, avec une voix aussi criarde qu'attendrie, que le pauvre diable a été enterré vivant. Ce n'est qu'une présomption ; mais quelle sombre question que celle de l'inhumation précipitée ! Qui peut dire combien il s'en faisait à l'époque où remontent tous ces cadavres, c'est-à-dire il y a plusieurs centaines d'années, quand la science n'avait répandu aucune lumière sur les morts apparentes, et que les mesures de police ne protégeaient que faiblement les dernières chances d'un retour à la vie ! Qui peut dire si, même dans notre pays, la terre ne couvre pas de temps à autre de terribles scènes de torture !

Les cadavres du caveau Saint-Michel, réduits, effilés, ratatinés par le desséchement, sont néanmoins presque tous bien conservés.

Chez beaucoup, la peau est entière ; les ongles, les dents subsistent. Quelques-uns portent encore des lambeaux de vêtements, de grandes parties de chemise. Ils ont été extraits de caveaux situés dans l'intérieur de l'église Saint-Michel. On croit que quelques-uns proviennent du cimetière qui confinait autrefois à cette église ; mais je ne pense pas qu'il en existe de preuve authentique. C'est une chose singulière et, pour ainsi dire, une des curiosités de cette curiosité, qu'il n'y ait guère moyen, à Bordeaux même, de se renseigner avec un peu d'exactitude sur les circonstances qui s'y rapportent. L'auteur d'une monographie assez récente sur l'église Saint-Michel, et qui est enfant de la paroisse, en est réduit à raconter que ce qu'il sait sur l'origine des cadavres, il l'a recueilli de la bouche de quatre gardiens successifs du caveau. On a cherché à savoir si la conservation des cadavres était due à une propriété particulière du sol. On lit, dans une notice publiée en 1845 par la Fabrique de Saint-Michel, que des études ont été faites sur ce sujet par M. de Puymaurin. « Il paraît, ajoute la notice, que la chaux éteinte agit sur les cadavres au point de leur faire perdre toutes leurs parties volatiles, et de réduire un corps de 150 livres pesant au poids de 12 livres, sans cependant que le corps perde sa forme. » La Fabrique nous paraît un peu généreuse envers les liquides, en leur attribuant une valeur en poids environ 12 fois plus grande que celle des solides ; car 12 est à 150 à peu près comme 1 est à 12. On admet généralement que la proportion des parties solides, dans le corps humain, est de 1/7e à 1/9e ; mais ce n'est pas la question pour le moment. Que dit au juste M. de Puymaurin ? Ah ! voici où commence l'embarras. Les archéologues et géologues Bordelais dont j'ai pu avoir l'opinion sont d'avis qu'ils n'en savent rien ; et la bibliothèque de la ville offre aux curieux les mêmes lumières. J'ai pu apprendre pourtant que le travail en question avait pour objet, non pas précisément le caveau de Bordeaux, mais bien le *caveau des Cordeliers de Toulouse* (qui jouit aussi, à ce qu'il paraît, de la propriété de conserver les cadavres), et qu'il se trouve dans les *Mémoires de l'Académie des sciences de Toulouse*. Si ces actes me tombent sous la main, je les parcourrai à votre intention, cher confrère. Vous savez d'ailleurs que la conservation des cadavres a lieu par plusieurs modes distincts : tantôt par défaut de putréfaction et dessiccation directe, tantôt par la transformation de tous les tissus en *gras de cadavre*, après un certain degré de putréfaction. Il suit de là que des cadavres peuvent se conserver, se dessécher, dans des terrains très propres néanmoins à favoriser tout d'abord la putréfaction. Dans les expériences fort instructives d'Orfila et de M. Lesueur, c'est un terreau riche en détritus végétal, et contenant beaucoup d'acide silicique et de carbonate de chaux, qui a opéré le plus promptement la saponification des tissus. Bordeaux, assis à gauche du fleuve, sur un terrain d'alluvion, est entouré d'un dépôt de calcaire parisien; vient ensuite un terrain de molasse qui étend jusqu'à la mer et aux Pyrénées sa couche de calcaire, de sable et d'argile. Le calcaire ne fait donc pas défaut dans cette région; mais ce qu'il faudrait savoir, c'est si le sol de l'église Saint-Michel et des environs diffère de celui du reste de la ville, du cimetière, par exemple, où les cadavres ne se conservent pas mieux qu'ailleurs. Or, c'est sur quoi je regrette, cher confrère, de ne pouvoir vous tirer de l'ignorance où vous vivez très probablement.

J'ai quitté la ville sous le coup d'un affreux scandale. Je m'assieds à une table du café Cardinal pour voir passer les naturels des deux sexes. Me trouvant à Bordeaux, je songeais à l'anisette; mais j'avais remarqué une certaine liqueur jaunâtre qui paraissait avoir toute la prédilection des consommateurs. J'opte pour cette liqueur, et savez-vous ce que je lis sur la fiole? ÉLIXIR RASPAIL! Je suis esclave des proverbes ; l'*élixir* était versé, il fallait le boire. J'ai demandé pardon à Dieu, à Esculape, à Apollon son père, à Coronis sa mère, à tous mes confrères passés, présents et futurs, et j'ai vidé le petit verre d'un trait. C'est une variété de *garus;* j'ajoute que c'est excellent; mais n'importe, je n'ai pas voulu rester une minute de plus dans une ville qui a une École préparatoire et où l'élixir Raspail a un tel succès. Je me suis enfoncé, la tête dans les mains, le front rouge, à travers les Landes, dont je vous parlerai.

Troisième lettre.

SOMMAIRE : De Bordeaux à Bayonne.—Les Landes.—Défrichement et assainissement. — Fièvres intermittentes. — Un gendarme. — Biarritz. — Histoire touchante.

Eaux-Bonnes, le 12 août 1857.

J'excepte la ligne de Bordeaux à Bayonne du reproche que j'adressais, dans une lettre précédente, aux voies de fer en général. Si cette ligne ne passe pas au beau milieu de populeuses cités, on aurait tort de lui en vouloir, la raison en étant qu'il ne se trouve pas, sur les 200 kilomètres de son parcours, une seule cité populeuse. La Babylone de cette contrée est Dax, qui ne renferme pas 5,000 âmes, à supposer, dans ce plein cœur de la Gascogne, une âme par individu. Quant aux bourgs et villages, souvent séparés les uns des autres par des intervalles de 10, 12, 14 kilomètres, le peu qu'on en aperçoit dans le lointain ne fait pas désirer bien vivement de les voir de plus près. D'ailleurs, l'esprit trouve de quoi s'occuper dans le paysage. N'allez pas croire que je plaisante. Je soutiens très sérieusement que celui qui, après avoir raisonnablement vagabondé sur les chemins de fer, traverse pour la première fois les Landes, s'y sent piqué d'un intérêt tout nouveau. Enfin donc, plus de guérets, plus de vignobles, plus de prairies, plus de bois, plus de vergers, plus de cette double bande de cultures que les tranchées et les tunnels, en supprimant les ondulations de terrain avec les points de vue, uniformisent et monotonisent insupportablement : si bien que, sur le chemin de la Chine elle-même, on aurait l'air d'aller à Pontoise, ou même d'en revenir ! Voilà, grâce au ciel, du triste, du morne, du nu, du plat, du nouveau enfin, du contraste, c'est-à-dire l'attrait essentiel de la curiosité, ce par quoi la nature extérieure s'adapte à la mobilité fantasque de l'esprit humain, et ce qui empêche seul l'agréable d'être ennuyeux ou le disgracieux de déplaire toujours. A gauche et à droite, le désert humide s'étend en s'arrondissant, jusqu'à ce que la vue soit arrêtée par une barre, comme sur l'Océan. Tout auprès, les herbes, chargées de gouttelettes qui scintillent au soleil, font au chemin une bordure de diamants, que le vent prodigue du matin secoue et sème au hasard. Au loin, miroitent des nappes argentées au milieu desquelles on voit saillir et se mêler en tout sens des masses blanchâtres : ce sont des troupeaux de moutons, *vasti gens humida ponti*, qui cherchent dans les herbes courtes une maigre nourriture. On songe, en les regardant, à la justesse de l'expression si connue de *moutonnement* de la mer. Autour d'eux se meuvent à grandes enjambées des bipèdes longs et minces. Les sauvages de Vanikoro, qui prirent les cornes du chapeau de La Pérouse pour un nez immense, auraient cru voir dans ces êtres une espèce d'hommes particulière, ayant des jambes de six pieds. Le respect de la vérité m'oblige à vous avouer que ce sont tout simplement des bergers montés sur des échasses. Par intervalles, des champs de maïs, la plupart mal fournis, attestent la dure nécessité où est l'homme, dans ces contrées, de disputer à l'avarice du sol les moindres parcelles que sa sueur peut arroser avec quelque profit ; nécessité bien plus frappante encore dans les gorges des Pyrénées, où l'on aperçoit à des hauteurs démesurées, dans des cirques de roches nues, des champs de froment ou de seigle que les chèvres, apparemment, sont chargées d'ensemencer et de récolter. Ailleurs, la masse sombre des *pignadas* se détache comme de gros nuages noirs dans un ciel bas. Les pins sont la consolation des sites désolés ; ils sont la richesse des terrains réfractaires à la culture. Quand ils vous apparaissent de près, au détour d'un lieu stérile, semblables à un assemblage de pyramides dans le désert, longs, droits, coniques, découpant dans l'air la ferme dentelure de leurs feuilles charnues et montrant sur leur tronc la plaie béante d'où s'échappe la gemme — *atro liquuntur sanguine guttæ* — on les respecte comme des pères nourriciers, et l'on est tenté de leur ôter son chapeau. C'est d'ailleurs une politesse qu'ils mériteraient surtout de la part du médecin. Nous passons à côté de deux ou trois térébenthinières. C'est de là que nous viennent en abondance l'essence de térébenthine, la colophane, le goudron, les pains de résine. Ne pouvant rendre visite aux ateliers, je me borne à leur envoyer un souvenir de gratitude au nom de toutes les victimes du catarrhe vésical, du rhumatisme et de la bronchite chronique.

Il n'est bruit dans le wagon que du défrichement et de l'assainissement des Landes, et de la prochaine visite de l'Empereur au vaste domaine qu'il y a acheté. On y travaille activement. — M. Pereire ne se donne pas tant de mal, remarque un voisin que sa canne métrique fait reconnaître pour un entrepreneur de travaux ; il possède aussi une étendue considérable de marécages (et tenez, nous passons précisément devant sa propriété) ; mais il l'afferme par lots à des spéculateurs, au prix de 10 fr. l'hectare, avec un bail de quinze ans. On espère que le produit des dernières années couvrira les pertes du commencement et laissera encore un bénéfice. —Le premier spéculateur est déjà ruiné, dit un monsieur, avec le ton sec d'un homme sûr de son fait. — Ah ! je ne savais pas, répond l'autre. C'est que la besogne est rude ! Voyez-vous, ce qu'il faudrait ici, ce sont des bras. On ne trouve pas d'ouvriers. Quand on a construit le chemin de fer, il a fallu en faire venir de très loin : il y en avait de toutes les nations. On apportait les vivres de Dax ou de Bordeaux. Quand la pitance était en retard, on avait des séditions : les Anglais se couchaient le long des rails ; les Français travaillaient tout de même, en *bougonnant*. Tant qu'on n'aura pas construit des villages pour avoir une population sédentaire, la main-d'œuvre sera hors de prix. — Vous avez raison, monsieur, les villages donnent des bras ; mais où prendrez-vous les bras qui construisent les villages ? — C'est juste, je n'y pensais pas. Du reste, dans le domaine impérial il y a déjà pas mal de constructions, de routes agricoles terminées ; on va bientôt le mettre en culture. — Ce n'est pas de sitôt qu'il y poussera du blé. — Peut-être ; mais on y sèmera, pour commencer, du maïs. — Je crois que ce ne sera jamais bon qu'à semer des pins.

A ce mot, un individu à front bas, à grosse bouche, orné d'une casquette de loutre, et qui paraissait dormir, relève un peu la tête sans ouvrir les yeux, et se tournant à demi du côté des interlocuteurs, qui s'empressent de lui laisser la parole : « Ce sera toujours un moyen d'avoir *du pain!* » dit-il. Après quoi il rejette sa tête contre l'angle du wagon, pour ne plus parler de tout le voyage.

J'ai pensé, honoré confrère, que cette instructive conversation ne suffirait pourtant pas à votre ardeur de savoir, et j'ai été assez heureux pour me procurer sur la grande opération des Landes des renseignements que j'ai lieu de croire très exacts. Plusieurs se rapportent au défrichement plus qu'à l'assainissement ; mais, on l'a dit, cultiver c'est assainir. La culture a débarrassé l'Europe des immenses foyers d'infection qui la couvraient au temps de la domination romaine. Je ne sors donc pas de mon rôle en vous entretenant des moyens de fertiliser la terre.

Il s'agit d'abord de donner écoulement aux eaux par la création de fossés. Dans le projet du gouvernement, ces fossés auront 2 mètres 50 centimètres en gueule, 66 centimètres de profondeur, et 60 centimètres de largeur au plafond. On évalue le prix de ces fossés à 60 centimes le mètre courant ; mais nous savons qu'un de nos confrères, l'honorable inspecteur des eaux d'Ax, qui possède une vaste propriété dans les Landes, et dont la vive intelligence s'applique à tout avec un égal succès, a adopté des fossés moins larges et plus profonds, qui donnent le même résultat à moitié prix. La direction à imprimer aux eaux est toute tracée. Les Landes ont un versant sur l'Océan et un sur la Gironde. On établira dans ces deux sens des fossés collecteurs où se rendront, pour courir vers la mer ou vers le fleuve, toutes les eaux recueillies par les fossés ordinaires qu'on trace le long des routes. C'est du drainage à ciel ouvert.

Le dessèchement obtenu — et il a lieu très rapidement — on livre la terre soit au forestage, soit aux cultures ordinaires.

Le forestage par le pin (car le pin est l'ami tout personnel de ce sol) se fait de diverses manières. On peut semer à la volée dans la bruyère : les pins viennent, mais espacés et branchus ; ils ne sont bons que pour le résinage, et ne donnent de produits qu'à la vingtième année. On peut planter à la pelle ; pour cela, on soulève de distance en distance un peu de terre et, dans chaque trou, ou bien l'on enfouit la graine (si l'on veut mettre le terrain en réserve), ou bien on plante un pin de cinq ans (si l'on veut livrer le terrain au parcours du bétail) ; les pins ainsi venus ne sont propres encore qu'à fournir de la résine. Autre procédé. Par un jour très sec du mois d'août, on met le feu à la lande. Le lendemain, on sème *sur cendre*, à la volée. Les pousses viennent droites, assez rapprochées, et au bout de quatorze ans on en tire des échalas, des manches à balais, etc. Enfin, on peut obtenir ce dernier genre de produits en dix ans, en défrichant avec la houe à 10 centimètres seulement de profondeur, retournant chaque morceau de terre détaché, laissant reposer une année, hersant, semant à la volée, et hersant de nouveau.

Veut-on créer une propriété rurale, on tourne et retourne la terre pendant plusieurs années, jusqu'à ce qu'elle soit parfaitement ameublée ; ou bien, immédiatement après le défrichement, pratiqué en été, on fait brûler les couches de 10 centimètres enlevées avec la houe et l'on en répand la cendre. Quand la terre a reçu les œuvres suffisantes, il faut la fumer abondamment pour détruire l'acide ulmique qu'elle contient en excès. Cette terre est en très grande partie composée d'humus. Elle ne convient qu'au jardinage, aux pins, aux chênes et aux ormeaux. Les céréales, les plantes fourragères et les légumineuses n'y viennent que quand l'aridité du sol a disparu par le chaulage, les fumures et le labour ; mais alors ces terrains donnent de magnifiques produits. Ainsi, avant la grande fumure, *rien* ne vient que les arbres ; après la grande fumure, *tout* réussit.

Et les fièvres intermittentes, allez-vous dire ? — J'y songeais. Le pays, tel qu'il est aujourd'hui, offre d'ailleurs une assez belle occasion d'étudier un point particulier de leur histoire. Vous savez que l'infection palustre respecte d'ordinaire les lieux élevés, et que l'intensité des affections endémiques de cette origine est généralement en proportion inverse de l'altitude. Mais il est facile de comprendre que la composition géologique du sol et la configuration du terrain peuvent fixer à des hauteurs très variables des foyers miasmatiques d'une grande activité. Je me rappelle — il n'y a que moi pour avoir souvenir de ces choses-là — que traitant, dans ce journal même (année 1854), de l'influence exercée par la nature des terrains sur le développement du choléra, je faisais remarquer que la notion de la constitution géologique pouvait devenir une source d'erreurs, si l'on ne savait en même temps jusqu'à quel point la disposition des surfaces s'oppose à la stagnation des eaux et à leur contact avec des matières végétales ou animales. Il en est de même en ce qui concerne l'influence de l'altitude. Dans les landes de Guyenne, qui paraissent plates au voyageur, faute d'accidents brusques de terrain, mais qui, indépendamment des deux versants opposés, offrent d'assez grandes différences de niveau, la fièvre intermittente est loin d'affectionner particulièrement les parties basses. Il y a — et les médecins du pays sont d'accord à cet égard — plus de fièvres intermittentes à Morcens, Sabres, Rion, qu'à Lamothe. Or, sur un *profil en long* de chemin de fer, que je dois à l'obligeance d'un employé, je vois que la hauteur, ou, comme on dit, la *côte* des rails au-dessus du niveau de la mer, est à Morcens de $76^{m},30^{mm}$; à Sabres, de $85^{m},85^{mm}$; à Rion, de $68^{m},15^{mm}$, tandis qu'elle n'est que de $9^{m},37^{mm}$ à Lamothe. Le nombre des fié-

BIBLIOTHÈQUE IMPÉRIALE

vreux est relativement peu considérable dans toute la partie *déclive* qui s'étend de Lalesque à Bayonne. C'est que l'élévation du terrain n'empêche pas le sous-sol d'argile imperméable de retenir les eaux, et certains talus naturels de les assembler en marais. C'est donc l'étendue des marais qui mesure seule l'intensité des foyers miasmatiques. Voilà pourquoi, au point de vue de l'assainissement comme au point de vue du défrichement, l'œuvre essentielle est de fournir un écoulement aux eaux.

Combien ce remuement des terres coûtera-t-il à la santé des ouvriers? C'est ce que je n'ose vous dire. Il ne paraît pas, toutefois, que les agents d'intoxication aient dans cette contrée une très grande énergie. Le sol, retourné superficiellement, est dépourvu d'argile ; il se sèche avec une grande rapidité dès que les eaux ne sont plus emprisonnées. Ce sont des conditions très différentes de celles qu'on rencontre en Bretagne et en Sologne, où le sol est argileux et reste longtemps humide après l'établissement des fossés. Aussi les travaux de défrichement dans ces contrées, en Sologne surtout, sont-ils assez pernicieux. Il faut ajouter pourtant que, dans les Landes de Guyenne même, on ne s'en tirera pas sans payer tribut. Je sais très positivement que les travaux exécutés pour la construction du chemin de fer ont sensiblement accru le nombre des fièvres intermittentes, non-seulement parmi les ouvriers, mais parmi les habitants des communes voisines. Cette influence a été surtout manifeste dans les localités traversées par l'embranchement de Mont-de-Marsan. On peut induire de là que le défrichement produira des effets analogues, mais moins prononcés probablement, en raison du peu de profondeur donné au remuement des terres, en raison surtout de l'opération du desséchement, qui précédera la mise en culture et assainira ainsi tout le pays sans que la terre ait été touchée ailleurs que sur le parcours des fossés.

C'est au milieu de ces méditations agronomiques et hygiéniques que je suis arrivé à Saint-Esprit, où mon premier soin a été de prier le patron du lieu de vouloir bien descendre en langue de feu sur un superbe gendarme qui ne pouvait pas comprendre que je n'étais pas un malfaiteur, et voulait absolument mon passeport. — D'où êtes-vous ? — De Paris. — Qui connaissez-vous? — L'Empereur, que j'ai vu souvent à cheval ! Vaincu par cet argument irrésistible, le gendarme me laissa passer, et je montai aussitôt dans l'omnibus qui conduit à *Biarritz*.

J'ai peu de choses à vous dire de Biarritz, où je ne suis resté que cinq heures, en partie consumées à contempler les jeux du troupeau marin, moutons et brebis, qui frétillait dans une promiscuité digne de l'âge d'or. On ne voit pas même ici la ficelle qui devait séparer les sexes dans les bains socialistes. L'administration prend une précaution fort louable que je n'ai pas vue dans d'autres établissements de bains de mer : c'est de tenir en permanence au large, tout près des baigneurs, une barque montée par deux ou trois nageurs éprouvés. Les ondulations provoquées par les ébats de la foule et par la marée impriment à la coquille des mouvements terribles, dont la seule vue donne des nausées. Grâce à ce secours, quand le vieux Protée s'assied le soir sur son rocher accoutumé pour faire le dénombrement de son peuple humide, il est assuré de trouver son compte. Hélas! une fois un couple manqua, le plus jeune et le plus beau ; mais il y a longtemps de cela, et les barques ne l'auraient pas sauvé. Ce Daphnis et cette Chloë s'étaient retirés secrètement dans une grotte : on n'a jamais pu savoir pourquoi. Le réduit était creusé sous le rivage même ; la marée montante s'y engouffra, et le lendemain matin les flots jouaient avec deux cadavres, qui de temps en temps battaient la rive. La grotte s'appelle aujourd'hui la *Chambre d'amour ;* elle est située près des constructions impériales.

Biarritz offre aux baigneurs deux plages également tapissées d'un sable fin. L'une est habituellement tranquille et l'autre presque toujours houleuse. Jadis on se baignait de préférence dans la première, parce qu'il n'y avait pas de vagues; maintenant on se baigne de préférence dans la seconde, parce qu'il y a des vagues. C'est l'effet de la prédilection que les médecins eux-mêmes ont contractée pour les *bains à la lame*. Ce n'est pas que, à Biarritz, la vraie *lame* soit fréquente : je parle de ce mouvement particulier de brassage qui fait clapoter l'eau sur la surface du corps. Il paraît, au contraire, que ce phénomène y est très rare; mais le soulèvement subit des flots qui arrivent sur vous comme poussés par de gigantesques balais a des avantages du même genre, et plus prononcés, au point de vue de l'action médicale. En réalité, la part faite aux entraînements de la mode, il n'est pas indifférent que le bain soit pris dans une eau tranquille ou dans une eau agitée : la première convient mieux aux personnes nerveuses, chez qui la réaction peut aisément monter jusqu'à l'excitation; la seconde aux personnes plus molles, plus froides, et dont la circulation manque d'activité. C'est un des mérites de Biarritz de convenir sous ce rapport à tout le monde ; de pouvoir calmer les natures sensibles, et fouetter qui en a besoin.

Quatrième lettre.

SOMMAIRE. — Bayonne : Marécages de la Nive. — Cambo. — Eaux-Bonnes : Grandeur et décadence. Opinion de MM. les hôteliers. Fautes d'iceux. Renfort médical. Infortunes d'un confrère. — Les sources.

Pau, 13 août 1857.

Quoi, seigneur, se peut-il que, d'un cours si rapide,

la curiosité vous ait ramené de Biarritz à Bayonne, puis emporté de Bayonne à Cambo, de Cambo itérativement à Bayonne, de cette ville aux Eaux-Bonnes, des Eaux-Bonnes aux Eaux-Chaudes, et des Eaux-Chaudes à Pau? C'est la question que vous allez m'adresser si vous vous avisez de rapprocher cette date de celle de ma dernière missive. Eh bien! oui, dans mon ardeur de revenir au plus vite à ce moulin d'Ixion où s'approvisionne hebdomadairement votre insatiable appétit, je voyage comme on se sauve ; donnant, autant que possible, la nuit aux grandes routes, le jour aux sources thermales et aux excursions ; sautant de mon lit sur un cheval (bien que ma sympathie pour ce fier et superbe animal ne soit pas partagée également par toutes les parties de mon être), du cheval chez un confrère brusquement perturbé au milieu de ses occupations, de chez ce confrère à l'établissement, et de l'établissement à la diligence. C'est pour vous faire entendre, honoré correspondant, que, si je ne vous dis rien qui vaille sur les stations minérales des Pyrénées, ce sera uniquement et exclusivement votre faute. Et je profite tout de suite de l'occasion, comme ces gens honteux chez qui l'aveu part comme une bombe, pour vous avertir que dans les quelques instants consacrés à la visite de chaque établissement, je n'ai pas eu l'esprit de me faire, sur la vertu des différentes sources, une opinion mieux motivée et plus arrêtée qu'avant d'avoir quitté le logis. Aussi, retenez bien ceci : ce n'est que très accidentellement que je pourrai toucher à l'emploi thérapeutique des sources thermales, et je n'ai dessein de deviser avec vous que sur le pays et les établissements.

Mais auparavant, laissez-moi vous faire part d'une impression que j'ai vivement ressentie à Bayonne. Il s'agit d'une impression olfactive. C'était un dimanche soir. Le long des *Allées marines* allaient par bandes les jeunes Baïonnettes, non effilées, il faut le dire, mais capables néanmoins des plus grands ravages ; la robe courte ; le chignon artistement enturbané d'un madras qui mirait ses teintes éclatantes dans la glace des cheveux en bandeaux, et qui envoyait derrière l'oreille droite une coquette pointe secouée au branle d'un trottinement rapide. Je suivais, solitaire, me disant que ces allées si agréablement sillonnées devaient aboutir à quelque bosquet de myrthe et de jasmin. Mais après une demi-heure de marche, combien je fus désenchanté en sentant des bouffées d'émanations fétides, tout à fait semblables à celles qui se dégagent des vieux ports! Je vis bientôt que, vers cet endroit, la berge maçonnée qui enferme le fleuve aux approches de Bayonne et dans la ville ne se continue pas, et que les eaux épanchées, retenues par un relief de terrain qui court parallèlement au rivage, ne rencontrant pas sans doute dans le sol les conditions propres à l'écoulement souterrain, forment un marécage assez étendu. On avait jeté ce jour-là sur ce passage de la promenade un lit épais de paille de maïs, qui déjà, le soir, était triturée, hachée. Cette paille est destinée, selon toute vraisemblance, à pourrir sur place et à grossir la couche des détritus végétaux. Il paraît, du reste, que les habitants n'ont pas l'odorat susceptible ; car tout près de là une famille au grand complet s'était installée, pour respirer le frais, sur la carcasse vermoulue d'un vieux brick qui a dû faire l'expédition d'Argos ; et promeneurs et promeneuses s'engageaient d'une allure indifférente sur la litière octroyée par la générosité municipale. Quant à moi, je porte à ma rate une trop vive et trop sincère affection pour lui faire courir de pareils risques; je rebroussai chemin, et j'allai échanger l'indescriptible charme d'une course sans but, dans un pays ignoré, contre les satisfactions épaisses de la table d'hôte.

Suivez-moi maintenant dans la région des vapeurs sulfureuses ; je ne compte plus en sortir que pour rentrer à Paris, pénétré, imprégné, saturé de soufre, absolument réfractaire à l'*oïdium Tuckeri*, et bien près de donner raison à ce journal pieusement homœopatique et homœopathiquement pieux qui m'appelait naguère du *soufre sublimé*, en opposition à mon ami Broca, qui est formé, à ce qu'il paraît, de *soufre en canon*.

Je commence par *Cambo*, station inconnue à la plupart des médecins, et qui n'a même pas sa place dans quelques traités classiques sur les eaux minérales. La route de Bayonne à Cambo est d'une beauté mixte d'un charme tout particulier, qui n'est pas encore sauvage et qui n'est plus champêtre. On y rencontre toutes sortes de hautes graminées, y compris le sarrasin et le sorgho ; de plus, un philanthrope à blason, qui a monté une vaste boulangerie où la population de Bayonne va se pourvoir à prix réduit. A Cambo, le site prend plus d'accentuation, et annonce déjà par de brusques caprices les grandes colères, les soulèvements effroyables, dont on entrevoit le théâtre dans le lointain. Les sources sont du genre tempéré. Il y en a deux : une sulfureuse et une ferrugineuse. La sulfureuse ne marque que de 22 à 23 degrés centigrades ; il faut donc la faire chauffer pour les bains, et elle ne contient que des traces d'acide sulfhydrique ! Mais le sulfate et le carbonate de chaux et de magnésie y sont assez abondants, le premier surtout. Or, ce n'est pas le cas d'imiter une plaisanterie parisienne sur certaine eau potable : « Cette eau est bourbeuse, *mais* elle renferme beaucoup d'animalcules ; » car si la soude est, toutes choses égales, préférable à la chaux dans une eau sulfureuse, la chaux, renforcée de la magnésie, a pourtant cet avantage d'adoucir les propriétés excitantes de la source, de diriger plus spécialement son action vers le tube gastro-intestinal (Filhol), et de lui permettre ainsi de satisfaire mieux que d'autres à certaines indications. La source ferrugineuse n'est pas non plus très riche. Son mérite principal est d'avoisiner la précédente, qui, d'ailleurs, elle aussi, n'est pas absolument dépourvue de fer. Moyennant cette combinaison, on peut tout à la fois relever directement les forces digestives, reconstituer le sang, tonifier l'organisme enfin, et adresser aux scrofules, aux ulceres atoniques l'agent sulfureux qui leur convient si spécialement.

J'ai entendu une dame se plaindre de la distance qui sépare le village de l'établissement. Je me permettrai de dire de cette dame, qui ne lira pas cette lettre, qu'elle n'a pas le sens commun. Après le plaisir de s'asseoir chaque jour à l'ombre des huit arbres de la terrasse, pour y admirer régulièrement aux mêmes heures, durant le même espace de temps, sous la même ombre, à côté des mêmes voisins, le même paysage, il me semble qu'on ne saurait être insensible à celui d'avoir à se déranger un peu pour aller boire. Sans cette distraction, il y aurait nécessité absolue de louer des Basques à la journée, pour éveiller de leur chant nasillard et du roulement métallique de leurs tambours à grelots l'écho taciturne de ce charmant séjour.

Il y a entre Biarritz et Cambo un va-et-vient de baigneurs ; les uns vont à Cambo se réchauffer de Biarritz ; les autres — et c'est le plus grand nombre — vont à Biarritz se refroidir de Cambo. On est amené naturellement à se demander lequel est le mieux avisé de ces deux courants ; car on ne peut pas dire que

. . . . . Il n'importe guère
Que *Cambo* soit devant ou *Cambo* soit derrière.

Mais peut-être la question doit-elle être résolue différemment, suivant ce qu'on vient faire à Cambo. Qu'on s'en aille substituer au salutaire frissonnement qu'inflige la vague marine la tiédeur amollissante d'un bain, c'est détruire avec la main gauche l'œuvre de la main droite ; il me paraît beaucoup plus rationnel d'aller, après qu'on a recueilli les bénéfices de la médication sulfureuse, raffermir dans la mer les chairs affaiblies par l'eau chaude, — cette pratique est suivie depuis longtemps par un habile médecin de Cauterêts, M. Cardinal; — mais ce que je conçois bien, c'est qu'on vienne, après une saison à Biarritz, boire quelque temps à la source ferrugineuse de Cambo. Soit par suite d'un défaut de réaction, soit pour toute autre cause, des jeunes filles qu'on envoie à la mer pour faciliter l'établissement de la menstruation, en reviennent quelquefois plus anémiques, plus disposées à la chlorose. J'ai observé ce fait deux ou trois fois, et de la manière la moins équivoque. Or, l'usage d'une eau ferrugineuse ne peut qu'arrêter cette fâcheuse tendance de l'organisme, et assurer l'action tonifiante du bain salé.

Eaux-Bonnes, cher confrère, est en crise; la tempête couve autour de son établissement thermal comme sur les flancs de ses montagnes. Dans les entrailles de son organisation municipale s'opère un travail caché, pareil à ceux qui précèdent la chute ou la rénovation des empires; et les Eaux-Bonnes sont un empire. Je ne sais si les chiens obscènes de la localité (*obscenique canes*) ont donné des signes, et si l'astre qui a pressenti la mort de César a illuminé de reflets sombres les sommets du mont Gourzy; je dois même avouer que le soleil était superbe à mon arrivée; mais on n'a pas besoin de cela pour savoir les nouvelles, comme vous allez voir.

Poussé par une de ces curiosités puériles qui n'appartiennent qu'au voyageur, je m'étais mis à rôder au hasard dans les couloirs de l'hôtel, comme Horace sur la voie sacrée. *Ibam forte via sacra..* Le hasard me conduisit sur la porte de la cuisine. L'hôtelier était là, la tête en arrière, le ventre en avant, une serviette sous le bras, donnant des ordres à un petit garçon en veste blanche, avec une galette de calicot sur la tête, qui m'avait bien l'air de faire ses premières armes autour des fourneaux. Au bruit de mes pas, le maître se retourne.

— Monsieur demande quelque chose?

— Non, merci. Je suis le n° 7. *J'inspecte* votre établissement.

— Ah! très bien. Faites, monsieur... Ah ça, auras-tu fini aujourd'hui de hâcher ces champignons! Allons, vite une pincée de farine sur ton beurre, qui crie depuis une heure comme une armée de grenouilles. Bien; à présent, mets tes champignons. Lambin, va!

— Et vous avez eu beaucoup de monde, cette année? repris-je en avançant dans la pièce.

— Cette année? Ah bien, oui! en voilà une belle! Parlons-en, de cette année! Il y a douze ans que je suis aux Eaux-Bonnes, monsieur, et je n'ai jamais vu une saison comme celle-ci. Une vraie débâcle. Presque moitié moins de buveurs que l'an passé. N'est-ce pas désolant? Comment voulez-vous qu'on se tire d'affaires? Dire qu'au mois d'août dernier on ne trouvait pas à se loger! On avait des grands personnages, des ducs, des princes, des étrangers venus du bout du monde. On couchait dans les salles à manger, dans les salons, dans les couloirs; tenez, là où vous êtes, il y avait un lit de sangle pour la femme de chambre d'une princesse russe. Mais, bonsoir, déménagement général ! Il peut arriver des voyageurs, ce ne sera pas de logement qu'ils manqueront.

Je venais évidemment de toucher un point sensible dans le cœur de l'honnête hôtelier. La plainte jaillissait de sa bouche comme l'eau d'une fontaine dont on a pressé le bouton. Je pris un air compâtissant, et fis cette réflexion pleine de curiosité : C'est étonnant !

— C'est étonnant ! c'est étonnant !... Eh bien ! non, ce n'est pas étonnant.

— Comment cela?

Notre homme eut l'air de n'avoir pas entendu, et, se penchant sur la casserolle : — Allons, c'est assez *revenu;* il ne faut pas que ça ressemble à de la suie. Mets-moi là dedans un bon verre de vin blanc, donne un ou deux bouillons, et fais réchauffer *les* membres de dindon.

Un sourire de satisfaction effleura ses lèvres.

L'apprenti ne comprit pas la plaisanterie.

— Vous disiez?... repris-je obstinément.

— Qu'est-ce que je disais donc?

— Vous disiez qu'il n'était pas étonnant qu'il y eût si peu de monde aux Eaux-Bonnes cette année.

— Mon Dieu, monsieur, on raconte bien des choses. Il paraîtrait que ces messieurs les médecins de Paris nous ont jeté comme un sort. Autrefois ils ne connaissaient, pour les maladies de poitrine, que les Eaux-Bonnes; maintenant ils *font filer* leurs malades sur Cauterets. Avec cela qu'ils y sont bien, à Cauterets, les poitrinaires ! Un pays où le vent souffle, Dieu sait comme ! Et des orages, et des brouillards, et une élévation, et une chienne de montée pour aller boire à la Rallière ! Un vrai pays à faire cracher le sang. Mais c'est égal, on en veut aux Eaux-Bonnes, et l'on ne tient pas compte du reste. C'est sa faute aussi, à lui.

— Qui, lui?

— C'est vrai. Autrefois, c'était le maître, l'idole, le seigneur de ce pays-ci. On ne jurait que par lui, on ne faisait rien que par lui; il nous aurait dit de renvoyer de l'hôtel un millionnaire qui lui aurait déplu, que nous l'aurions fait tout de suite, parce que nous savions que c'était lui qui attirait les trois quarts des malades. On n'osait pas louer à des médecins dans la crainte de lui déplaire. Depuis quelque temps je ne sais comment il s'y prend, mais il mécontente tout le monde. Il est allé à Paris les hivers derniers; on a mis son nom dans les journaux; nous croyions que ça profiterait à l'établissement. Pas du tout. C'est justement depuis ce temps-là que les médecins de là-bas ont tourné contre lui. On s'en apercevait peu d'abord, parce qu'il venait tous les ans de la capitale un médecin appelé Gueneau de Mussy, à qui l'on adressait beaucoup de clients; c'était une compensation; mais il n'est pas venu cette année, et c'est alors qu'on a vu le fond des choses. Comme je me faisais l'honneur ne vous le dire, c'est une pitié. On assure que M. Gueneau se retire. Eh bien! depuis que l'autre sait cela...

— Quel autre?

— ... Il est devenu encore plus difficile. Il se gendarme surtout contre toute espèce d'amélioration. La commune est riche, monsieur; l'établissement lui rapporte bien une quarantaine de mille francs; eh bien! elle ne fait rien pour la prospérité des eaux, pour l'agrément des malades. Il n'y a pas seulement de quoi donner des bains. J'ai plus de poëles à frire que l'établissement n'a de baignoires. Il existe en ce moment un projet. Le chef-lieu de la commune est un tout petit village appelé Aas, qui ne renferme pas beaucoup plus de paysans qu'il n'en faut pour composer son conseil municipal; on voudrait transporter le chef lieu à Eaux-Bonnes, qui n'avait autrefois que deux ou trois feux, et qui est devenu depuis un bourg. Eh bien, non, il n'en veut pas entendre parler et menace de donner plutôt sa démission.

— Mais enfin, de qui s'agit-il?

L'hôtelier me regarda d'un œil oblique.

— Monsieur est médecin, peut-être?

— Oui.

— Assez bouilli. Les tranches de pain sont grillées?

— Eh bien! cette personne?

— *Fonce* ton plat avec les tranches.

— Est-ce que ce serait?...

— Bien. Dresse ta volaille par-dessus. Vivement, donc.... Pardon, monsieur, on attend cette capilotade.

Il me fut impossible d'en apprendre davantage sur ce chapitre.

Mon rusé interlocuteur oubliait une des causes du déchet survenu dans la veine aurifère des Eaux-Bonnes : c'est que lui et ses confrères avaient pris l'habitude de rançonner exorbitamment les buveurs. Il est très vrai que leur complaisance allait jusqu'à faire dresser des lits dans les réduits les plus insolites, voire dans les greniers et les caves, mais au prix de six francs par nuit. Le bruit de cette exploitation s'est répandu, et aujourd'hui les malades envoyés aux Eaux-Bonnes se considèrent comme des confesseurs de la foi destinés à être écorchés vifs. La déconfiture de cette année est peut-être venue à propos pour ramener MM. les hôteliers à la raison ; mais il est certain qu'il y a là d'autres sujets de trouble. Les habitants, les buveurs, les touristes, les pierres des maisons et les arbres du jardin anglais chuchotent je ne sais quoi sur le despotisme d'un personnage mystérieux et sur la possibilité d'un contre-coup de la fortune. Les politiques du lieu voient même un symptôme de cette secrète agitation dans une circonstance assez curieuse, et que je me borne à vous relater sans commentaire. Trois nouveaux médecins sont venus à la fois pour remplir le vide laissé par M. le docteur Gueneau de Mussy — une vrai succession d'Alexandre, comme vous voyez. — Les trois confrères sont : un ancien bibliothécaire de l'Académie de médecine, le bibliothécaire actuel, et M. le docteur Mesnet. Or, au début de la saison, ces messieurs ont été rebutés par tous les hôtels ; ce n'est qu'à prix d'or, et après les pérégrinations les plus désagréables, qu'ils ont fini par trouver un gîte. Mais à mesure que la saison a marché avec les déboires que vous savez, nos confrères ont rencontré de meilleurs visages, un accueil moins gêné, et aujourd'hui l'excommunication paraît levée entièrement. Si j'avais le temps et l'espace, je vous raconterais quelques épisodes de ce laborieux début. *M. Brian à la recherche d'un logement* fera un bon lever de rideau pour le futur théâtre d'Eaux-Bonnes. Une agréable hôtesse, portant la grâce sur ses lèvres et dans ses grands yeux noirs, consent à lui louer trois pièces au prix de 1,200 francs pour la saison. — Accepté, dit notre ami. — Oui, mais comme ces pièces sont d'ordinaire distribuées entre trois locataires qui vivent à l'hôtel à raison de 6 francs par jour, c'est 12 francs à ajouter à vos 6 francs de nourriture : total : 18 francs. Il est heureux que l'offre n'ait pas été acceptée. Par esprit d'ordre, et pour ne pas jeter son argent par les fenêtres, l'honoré bibliothécaire eût peut-être mangé comme trois, et, pour peu qu'on lui eût servi du maïs, qui engraisse les gens d'esprit comme les bêtes, vous l'eussiez revu assis sur les marches de l'Académie, faute de pouvoir passer par la porte. Mais ce n'était au fond qu'une ruse de l'hôtesse, qui ne voulait pas d'un médecin : *Lous Béarnès es faoucès et courtès* (le Béarnais est faux et courtois).

Mon hôtellier disait vrai quand il faisait allusion au peu de soin qu'on prenait d'améliorer cette station thermale. Est-ce incurie, est-ce calcul ? Les deux hypothèses peuvent être posées. Si les Eaux-Bonnes ressemblaient à tous les autres thermes, si elles étaient bien pourvues en bains, piscines, douches, etc., le prestige de ce filet d'eau puante, auquel le monde entier vient s'abreuver, n'en serait-il pas affaibli ? Nous avons entendu émettre cette opinion. Pourtant il n'est pas douteux que l'extrême insuffisance des bains ne porte parfois les médecins (et je suis de ceux-là) à préférer Cauterêts. On ne peut guère contester non plus qu'une salle d'inhalation ne serait parfaitement de mise dans un établissement consacré au traitement des affections de poitrine. L'eau sulfureuse ne manque pas. Tout à côté de l'établissement, on voit distinctement sourdre quatre ou cinq sources. On voit bien qu'on n'est plus au temps où de Thou et un Allemand qui l'accompagnait buvaient cinquante verres en une heure, « plutôt, dit la chronique, *par plaisir* que par nécessité. » L'une de ces sources, qui était, m'a-t-on dit, la providence des pauvres, a été nouvellement rendue inaccessible par une baraque de planches. Il est juste de dire que ces eaux vagabondes ne sont pas pour cela sans emploi ; elles vont grossir le gave, au profit des blanchisseuses, qui travaillent un peu au-dessous, et les malades peuvent en respirer quelque peu en se mouchant. N'oublions pas encore d'ajouter, car il ne faut calomnier personne, qu'on parle du captage de ces diverses sources, et de plusieurs autres améliorations, parmi lesquelles la salle de respiration n'est pas oubliée. On en parle même indéfiniment ; mais la réalité est qu'on n'a encore capté que l'emplacement où émerge la source d'Ortech, et que les malades vont toujours pratiquer leurs inhalations le long des sentiers de la montagne, avec les effluves de la lavande et du thym sauvage.

Un fait que vous savez sans doute, cher confrère, mais qui est assez singulier pour mériter d'être rappelé, c'est que, à consulter les auteurs, même les plus récents et les mieux informés, cette eau si usuelle, si vulgairement célèbre, roule toutes sortes d'incertitudes à l'endroit de sa composition chimique. M. O. Henry n'y a pas trouvé trace de l'élément minéralisateur qui spécialise presque les sources pyrénéennes, c'est-à-dire du sulfure de sodium. Beaucoup d'auteurs pourtant, dont les écrits sont postérieurs à l'analyse de M. Henry, continuent à gratifier les Eaux-Bonnes de ce sulfure. M. Gintrac est du nombre, ainsi que M. Fontan. Ce dernier indique pour la source vieille la proportion de 0gr,02363 par litre. Suivant M. James, je ne sais d'après quelle autorité, la proportion serait de 0gr,0214. De son côté, M. Filhol soupçonne dans cette eau la présence du sulfure de *calcium*. Sur ces questions de chimie, je dirai volontiers comme ce chiffonnier qui lisait un article relatif à la difficulté de composer un ministère : « Qu'ils s'arrangent ! je ne veux pas m'en mêler (1). »

Mon intention était, cher confrère, d'enfermer dans cette lettre le peu que j'ai à vous dire des Eaux-Chaudes, ces petites sœurs des Eaux-Bonnes. Mais ma plume harassée, meurtrie, crache sur le papier. C'est un signe d'épuisement qu'il faut écouter. A la prochaine lettre, si vous n'êtes pas comme ma plume.

(1) On me dit que M. Henry ne regarde plus son analyse comme exacte

Cinquième lettre.

SOMMAIRE. — Les Eaux-Chaudes. — Un chemin d'enfer. — Souvenirs classiques. — Contre-coup. — L'établissement. — La grotte. — Pau. — Vues sur le climat de cette ville.

Luz, ce 16 août 1857.

D'*Eaux-Bonnes* à *Eaux-Chaudes*, le trajet est si court, le site si pittoresque, qu'il faut une nonchalance monstrueuse pour se laisser gagner aux douceurs de l'omnibus. J'ai donc mis ma curiosité à pied pour ce jour-là. Rien de plus attachant que cette promenade, rien qui aiguise plus vivement l'instinct du beau et du grand, surtout si l'on a, comme moi, la chance de cheminer en compagnie du distingué bibliothécaire de l'Académie de médecine. Nous avions banni Hippocrate de notre société, comme un malingreux, et nous ne conversions qu'avec les voix sorties du sein de l'air ou des plis de la montagne. Pour tracer la route nouvelle, on a fait sauter d'énormes blocs de rocher; on voit encore par intervalles des trous de mine. La rampe passe sur la paroi même d'une gorge profonde, qui roule ainsi des flots de voyageurs au-dessus de son éternel torrent. Quand on se penche sur le parapet et qu'on prête l'oreille aux bruits d'en bas, on entend un mélange de plaintes, de cris, de grondements, de sanglots, de râles et, de temps à autre, comme l'aboiement sinistre d'un monstre qui vous appellerait vers l'abîme. On se figure dans ces profondeurs quelque scène de désolation, une légion d'âmes ballottées par une vague infatigable. D'impression en impression, le souvenir nous venait, à M. Briau et à moi, de ce second cercle de l'enfer où Dante livre à un infernal tourment les pécheurs de la chair, *i peccator carnali.*

La bufera infernal che mai non resta
Mena gli spirti con la sua rapina,
Voltando, e percotendo gli molesta.

Ainsi disais-je, et mon compagnon répondait :

Hinc via, tartarei quæ fert Acherontis ad undas :
Turbidus hic cœno vastaque voragine gurges
Æstuat, atque omnem Cocyto eructat arenam.

Et moi :

Noi ricidemmo 'l cerchio all' altra riva
Sovr' una fonte, che bolle, et riversa
Per un fossato, che da lei diriva.

Et lui :

Mœnia lata videt...
Quæ rapidus flammis ambit torrentibus amnis
Tartareus Phlegeton, torquet que sonantia saxa.

Mais ce n'était pas pour alterner des couplets poétiques que nous étions partis. Si le site nous enchaînait, un motif particulier nous faisait hâter le pas : nous allions serrer la main de l'excellent inspecteur des Eaux-Chaudes, M. Izarié. Notre pauvre ami n'était pas plus satisfait de la saison que l'hôtelier des Eaux-Bonnes. Le déchet survenu dans cette dernière station avait singulièrement amaigri la veine de sa voisine. Vous savez que l'établissement des Eaux-Chaudes est alimenté en partie par les malades des Eaux-Bonnes, les uns allant chercher à 8 ou 10 kilomètres des bains qu'ils obtiennent difficilement sur place, les autres allant boire à Baudon ou à l'Esquirette, pour tempérer les effets trop actifs de la source vieille des Eaux-Bonnes. Quand ce débouché vient à manquer, c'est une perte notable pour les Eaux-Chaudes, qui n'ont jamais un très grand nombre de buveurs résidents, et que les gens du pays mettent à contribution sans y laisser d'argent. La comparaison des deux établissements parle très haut en faveur de ce proverbe éminemment vertueux, que *bonne renommée vaut mieux que ceinture dorée*. L'établissement des Eaux-Chaudes, s'il n'est pas doré, n'a rien de la mesquinerie de l'autre : il est vaste, bien construit, bien aménagé ; il a douches, piscines, baignoires à souhait, voire une manière de casino d'où le panorama est admirable ; mais c'est le palais d'Agamemnon pendant la guerre de Troie. Le silence n'y est troublé que par les pas des serviteurs. Pour comble de malheur, ces constructions, qui sont nouvelles, ont été portées assez loin des griffons, et la longueur augmentée du parcours, jointe à quelques filtrations, ont amené un refroidissement sensible de plusieurs sources qui ne justifiaient déjà pas trop bien leur dénomination. Quand on veut faire dans les stations rivales une bonne plaisanterie sur les Eaux-Chaudes, on a coutume de dire : « Ainsi nommées parce qu'elles sont froides. » La vérité est que le Clot, l'Esquirette et le Rey sont bien près d'avoir la température nécessaire à l'emploi pour bains (32 degrés centigrades en moyenne) ; qu'on les réchauffe très aisément avec de la vapeur d'eau minérale ; enfin que leur température propre convient parfaitement pour les douches et la boisson. Mais il est à craindre que, dans l'état actuel des choses, la réfrigération n'augmente. M. Izarié insiste pour que l'établissement soit replacé au point d'émergence des eaux, où l'on capterait en même temps plusieurs sources qui, de même qu'à Eaux-Bonnes, se répandent sans utilité.

On ne peut aller aux Eaux-Chaudes sans visiter la célèbre grotte de ce nom. C'est une immense excavation à travers laquelle se précipite avec fracas, sur un lit très incliné de rochers énormes, un torrent dont la violence devient extrême à l'époque de la fonte des neiges. C'est devant un tel jeu de la nature qu'on peut se poser le problème géologique de la formation des cavernes. Celle-ci a-t-elle été primitivement une rigole livrant passage à un filet d'eau, qui aurait ensuite usé, érodé la pierre, disloqué et entraîné des blocs, et creusé un lit de plus en plus profond ? L'inspection des lieux me paraît donner un démenti de plus à cette théorie, déjà fort compromise. On voit, à la disposition des parois du souterrain, que les masses rocheuses qui le circonscrivent, soudées par les siècles, usées et lustrées par le courant, ont été d'abord indépendantes les unes des autres, et offrent toute l'irrégularité, tout le pêle-mêle de ces entassements qu'on appelle, dans le style local, des *chaos*. Il s'est fait là, dans une convulsion de la terre, une large crevasse intérieure, où il semble que les rochers qui en constituent le plancher aient roulé en cascades, pour configurer, en s'arrêtant, cet escalier titanique où les eaux bondissent aujourd'hui. Il n'est pas douteux, néanmoins, que les eaux vives, provenant de la fonte des neiges et exemptes de détritus, ne puissent éroder assez profondément les couches granitiques, et, en y joignant l'avulsion de masses plus ou moins considérables, finir par s'encaisser assez profondément. On reconnaît ce genre d'action à ce que la rigole augmente de largeur et de profondeur à mesure qu'elle descend vers le réservoir des eaux ; j'ai remarqué, en passant, cette disposition en plusieurs endroits du chemin de Luz à Gavarnie ; mais il n'y a rien là de pareil au bouleversement accusé par la grotte des Eaux-Chaudes.

Relativement à *Pau*, où je me suis rendu en quittant Bonnes, je ne veux pas vous répéter ce que vous savez de son beau ciel, de sa calme et tépide atmosphère, mais seulement appeler votre attention sur une particularité de ses conditions anémologiques. La ville de Pau, bâtie à l'extrémité d'un plateau qui domine une large vallée, est défendue au nord par un amphithéâtre de coteaux, et au midi par la chaîne des Pyrénées. La première barrière amortit la violence des vents froids ; la seconde, celle des vents chauds, qui se rafraîchissent d'ailleurs en passant sur les neiges. Donc pas de *bise*, pas de *sirocco*. Mais pourquoi la ville, ouverte au nord-ouest, n'est-elle pas exposée aux atteintes du vent pernicieux qui souffle sur le littoral de la Méditerranée ? Pourquoi pas de *mistral*, sinon très accidentellement ? M. E. Thomas en donnerait la raison dans son ESSAI SUR MONTPELLIER, si l'itinéraire qu'il trace au vent d'ouest et nord-ouest était exact. Suivant lui, le mistral, né dans la vallée qui sépare les Pyrénées de la chaîne de Castres et de Saint-Pons, traverserait le Languedoc en augmentant d'intensité, prendrait sa plus grande violence à Narbonne, Béziers, Agde, et irait se perdre dans la Méditerranée. Un médecin, enfant du pays, M. Cazenave fils, avec qui j'ai touché en passant la question, contredit ces assertions. Il fait remarquer que la route indiquée par M. Thomas passe à quatre-vingts lieues de Pau, où néanmoins le mistral n'est pas sans se faire sentir quelquefois, et voici son explication personnelle.

Montez sur la tour du château de Henri IV, et jetez un coup d'œil sur la chaîne des Pyrénées : vous verrez que cette chaîne, en quittant l'Aragon, prend une direction est-sud-est jusqu'au mont Vignemale et à Gavarnie. Là se détache de l'arête principale un chaînon qui, courant vers le nord-est, va se terminer au pic du midi de Bigorre, formant ainsi avec la première un angle dans lequel est renfermée la ville de Pau. Le vent nord-ouest vient-il à souffler, la masse d'air pénètre dans cette vaste enceinte ; mais, ne trouvant nulle part une porte de sortie, elle s'y accumule, et, au lieu de traverser le pays, s'élève et va porter l'agitation dans les régions supérieures. Il n'y a donc qu'un moment où l'action de l'air en mouvement se fasse sentir sur la ville de Pau : c'est celui où la colonne s'engouffre dans le bassin angulaire.

Telle est l'opinion de notre confrère. Nous la donnons avec la réserve qui sied à l'ignorance, en nous demandant seulement si la disposition signalée, c'est-à-dire ce gigantesque cul-de-sac, cette espèce de golfe, n'a pas pour effet de prévenir habituellement le passage du mistral par cette voie, au lieu de lui imprimer une direction de bas en haut. Les grandes masses d'air, comme les masses d'eau, prennent leur courant dans la direction où elles trouvent une issue, et il se peut que le mistral glisse d'ordinaire à côté du triangle sans y entrer, s'il rencontre tout près de là une brèche qui lui livre passage.

Voici enfin, sur la climatologie de Pau, quelques renseignements que je dois à l'obligeance de M. Cazenave.

Bien que, dans cette ville, les pluies soient assez abondantes, il y pleut toutefois moins qu'à Pise. A Pau, il tombe en moyenne, par an, 40 pouces d'eau, et à Pise 45. De plus, par une singularité météorologique des plus heureuses, l'état hygrométrique de l'air est beaucoup moins élevé que la quantité annuelle de pluies ne le ferait supposer. Cette circonstance n'a point échappé à l'observation de M. Louis, qui dit qu'un fait non moins évident et non moins remarquable que l'absence de vents est le défaut d'humidité libre dans l'air de Pau. C'est, en effet, en parcourant l'intérieur des maisons, les appartements non habités, que l'on est frappé de cette vérité : les tapisseries, les meubles, les parquets, ne présentent pas la moindre trace de cette humidité destructive dont on constate les traces à Rome, à Pise et à Hyères. A Rome, surtout, où les vents humides prédominent sur les vents secs, l'hygromètre se soutient, dans toutes les saisons, à une assez grande hauteur, et jamais il n'accuse une sécheresse absolue. Aussi est-ce à cette grande quantité de vapeur suspendue dans l'air que le ciel de Rome doit cette teinte laiteuse opaline que l'on ne remarque pas dans l'éclatante pureté du ciel du Béarn.

A température thermométrique égale, il fait moins froid — ou plus chaud — à Pau qu'à Rome, à Nice et à Hyères. Où en est la cause? Encore dans l'absence des vents périodiques et réguliers à Pau. La température moyenne de l'hiver à Pau, durant les années 1837, 1838, 1839, 1840, 1841, prise par James Clark, a été de 5°,74 R. Dans les huit dernières années, sur trois séries d'observations diurnes, elle a été de 5°,45 R. A Rome, la moyenne de température est, en hiver, d'après M. le docteur E. Carrière, de 8°,01 R., et à Pise, de 5°,02 R. Enfin, la température moyenne de l'année est de 15°,04 R. à Rome, et de 13°,35 à Pau. On voit que la différence n'est pas considérable; mais le serait-elle davantage, que cette divergence thermométrique n'infirmerait en rien la valeur des arguments qui déposent en faveur de la ville de Pau. En climatologie, la supériorité d'une station médicale est loin d'être exclusivement subordonnée au degré plus ou moins élevé de la température.

Sixième lettre.

Bagnères-de-Bigorre, ce 18 août 1857.

SOMMAIRE : De Pau à Cauterêts. — Épisode. — L'établissement. — Les sources. — Conditions topographiques de Cauterêts. — La *Brèche-Roland*. — Gavarnie. — Crânes de Templiers. — Baréges.

De Pau à *Cauterets*, la route est admirable, surtout en certains endroits, où elle court hardie et sauvage sur des escarpements de granit. Ce serait donc le bon moment pour lâcher la bride à mon ardeur descriptive. Je pourrais aussi vous introduire dans la chapelle de Betharan, où l'on vient en pèlerinage implorer la santé à la barbe des médecins, et à laquelle je reproche (car j'y suis entré) une coquetterie mal avisée et d'un goût très contestable. Mais il est naturel que je vous parle de ce qui m'a le plus occupé dans le voyage; et ce qui m'a incontestablement le plus occupé, c'est une petite scène d'intérieur, assez étrangère à l'objet de ces lettres, mais non dépourvue d'intérêt physiologique. C'est un simple épisode, une fleur cueillie sur la route, une rencontre enfin.

J'avais donné, l'an passé, des soins à une ravissante jeune fille, ravissante surtout par la gracieuse délicatesse de son organisation morale. Une timidité excessive concentrait en elle les pétillements d'un esprit plein de vivacité, même de malice. Sous le regard d'un étranger, elle avait des tremblements de passereau poursuivi ; sa paupière s'abaissait ; tout son charmant visage semblait enveloppé d'un nuage rose, comme d'un voile. Lui adressait-on la parole, la sensitive alors se repliait tout à fait, renfermant au dedans d'elle-même son trésor d'intelligence et de sentiment Eh bien ! c'est cette même jeune fille, devenue femme, que je rencontrai dans la diligence. Elle tenait un enfant sur ses genoux. Tout, maintenant, accusait dans sa personne je ne sais quoi d'assuré et de paisible. Elle s'entretenait avec aisance, même de ce qui touchait au plus intime de sa vie, à sa nouvelle position d'épouse et de mère, attachant sur moi un grand œil d'azur, semblable à l'eau d'un lac, que rien ne trouble de ce qu'elle reflète. De temps en temps, sans le moindre embarras, elle dégrafait sa robe, soulevait son enfant, le suspendait à un sein opulent, sur lequel elle jetait négligemment un pan de sa guimpe, et reprenait la conversation.

Ce charmant tableau, qui n'eût été qu'agréable pour un romancier ou un peintre, je le contemplais en médecin, c'est-à-dire sérieusement. N'est-ce pas, cher confrère, un très intéressant sujet de méditation que cette transformation subite de la jeune fille dont la robe virginale est tombée d'hier ? Qu'est-ce donc que cette timidité qui s'en va après une initiation dont l'aveu public semblerait fait pour rendre plus timide encore? Et qu'est-ce donc que la pudeur? La jeune fille a honte de choses dont elle n'a que l'instinct confus, elle n'en a plus honte dès qu'elle les connaît pleinement, et la réalité produit en elle le contraire de ce qu'y faisait naître la plus vague image. Attribuer un effet si étrange à une *révolution organique*, ce n'est pas exprimer une idée bien claire. Le rattacher à un sentiment d'importance personnelle, né de l'accomplissement de l'acte, social autant que physiologique, par lequel l'individu achève de marquer sa place dans l'espèce, né aussi de la satisfaction d'avoir acquis la science d'Éden, c'est se rapprocher de la vérité ; mais il y a autre chose. Ce sentiment, qu'accroît encore la maternité, qui fortifie le caractère en vivifiant le cœur et éclairant l'esprit, ne développe toutes ses conséquences qu'avec une conscience tranquille. Une femme absolument vicieuse et une femme de mœurs sévères sont les seules qui avouent l'amour sans rougir. C'est que la première, privée de la notion du devoir, est sans remords, tandis que, chez la seconde, la pratique du devoir épure le penchant. L'une ne connaît pas sa dégradation, l'autre sait qu'elle a droit au respect. Mais une femme dont la vertu a faibli une fois par entraînement, et qui sent sa faute, est souvent plus troublée que la vierge devant sa passion. Adam et Ève ne rougissaient pas de leur nudité avant d'avoir péché ; c'est seulement quand ils eurent manqué au commandement de Dieu qu'*ils connurent qu'ils étaient nus* et se couvrirent de feuilles de figuier.

Ma jeune cliente descendit à mi-chemin. Mais je garde enveloppé dans un pli de mon cœur ce frais enfant de mon souvenir, pour le bercer souvent.

Que nous voilà loin des eaux de Cauterets ! allez-vous dire, cher et excellent confrère. Erreur, car j'y arrive tout justement.

Grâce à l'obligeance de M. le docteur Cardinal, qui a tout l'air de tenir hôtel *gratis* pour les médecins de passage (quelques jours plus tôt, je me serais assis à sa table avec MM. Bernutz, Pidoux et Germain Sée), j'ai pu constater, dans les galeries mêmes, l'abondance des sources qui alimentent les thermes contigus à la ville, notamment des sources de *César* et des *Espagnols*. Ces galeries, où l'on poursuit encore des amorces, et le système de conduite assurent un captage aussi bien entendu au point de vue de la richesse qu'au point de vue de la conservation. Il est pourtant, dans la galerie inférieure, une source qui ne paraît pas s'être bien trouvée des récents travaux : c'est celle de Pauze-Vieux. Depuis que l'établissement de ce nom a été porté un peu au-dessous de son ancienne place, la source arrive dans les robinets avec une perte énorme de sulfuration. Le degré de sulfuration, qui est, au griffon, de 8° 6/10 par litre d'eau, n'est plus que de 4° 6/10 à la buvette et de 4° 2/10 dans les baignoires. Dans ce même trajet, la température ne s'abaisse que de 3 degrés (de 46 à 43). M. Cardinal, qui m'a communiqué ces chiffres, fait remarquer que la déperdition est trop forte pour être explicable par un allongement de parcours d'une trentaine de mètres. L'eau perd-elle de sa sulfuration dans le bassin d'attente même, qui est aussi de construction récente ? C'est une question à poser seulement, et qu'un examen direct, si je me souviens bien, doit résoudre prochainement. Mais il ne faudrait pas conclure de ce changement que la source est devenue proportionnellement moins active ; car personne n'ignore que l'activité d'une source est loin de se mesurer à son degré de sulfuration, comme on peut en acquérir la preuve sans sortir de Cauterets.

Cette source de Pauze-Vieux est la même qui a tari de moitié depuis le tremblement de terre de 1854. Il y a des sources qui n'ont pas de chance.

Le grand établissement, dit des *Espagnols*, n'est pas indigne de la beauté des sources qui l'alimentent. Le système des douches y est bien organisé et suffisamment pourvu ; il y a notamment une certaine douche écossaise, qui tombe, je crois, de 10 mètres, et qui est de nature à secouer un peu les chairs. Mais les cabinets de bains ne sont pas assez nombreux. Il y en a vingt : ce ne serait pas trop de quarante dans le fort de la saison ; car Cauterets est une des stations les plus prospères.

Vous savez que le Cauterets minéral, passez-moi l'expression, est très éparpillé ; que la *Raillère*, le *Petit Saint-Sauveur*, le *Pré*, le *Bois*, *Mahourat*, la *Source des Œufs*, sont répandus comme des chèvres sur le penchant de la montagne, à gauche du gave. Ce sont, pour les buveurs alertes, autant de buts de promenade ; ceux qui ne peuvent supporter la marche ascendante ont à leur disposition omnibus et chaises à porteur. De toutes ces stations, celle qui m'a fait le plus de plaisir pour le moment est la station du Bois, où j'ai trouvé bon feu. Je revenais à cheval du *Pont d'Espagne*. Là, par un effet des plus pittoresques, en même temps qu'une magnifique cascade faisait rage à mes pieds, d'autres cascades, venues du ciel, s'étaient jouées sur toute ma personne, s'effilant en mille rigoles capricieuses que je sentais courir dans les retraites les plus cachées de mes vêtements. Ma chaussure, déchirée la veille par les cailloux, ajoutait aux sources déjà si nombreuses de Cauterets une source assez inutile, d'une température glaciale et qui se perdait sur les flancs de ma monture. Béni soit donc l'établissement du Bois ! Mais je n'ai aucun autre compliment à lui adresser. Je ne vois, du reste, que la Raillère dont je puisse vous dire deux mots capables de vous intéresser quelque peu. Les sources de la Raillère, qui sont à deux kilomètres de la ville, ont été captées et aménagées sur nouveaux frais l'hiver dernier. J'assistais donc au premier fonctionnement de la nouvelle installation. Les bassins ont été complétement refaits, et vingt-neuf cabinets s'alignent aujourd'hui le long d'un vaste promenoir. Comme dans les bonnes maisons où l'on dispose les rince-bouches autour de la salle à manger au lieu de les placer sur la table, vous avez à la Raillère, en face du promenoir, une longue gouttière surmontée de robinets où arrive l'eau minérale, et devant laquelle les pharynx granulés se livrent aux gargouillades les plus originales.

Cauterets est situé à une grande hauteur ; la place de la ville est à 933 mètres, la terrasse de la Raillère à 1,049, la galerie des bains du Bois à 1,147. Cette circonstance est quelquefois invoquée contre la station thermale, comme pouvant prédisposer à l'hémoptysie. Il ne paraît pas que le fait confirme cette induction, ou du moins, sans contester en principe que l'élévation des lieux favorise la production des hémorrhagies pulmonaires, on peut donner comme à peu près certain que, soit par suite d'une différence dans le mode d'action des eaux, soit par toute autre cause, ce fâcheux accident est plus rare à Cauterets qu'aux Eaux-Bonnes. Mais, si j'en juge par ce que j'ai vu, la première de ces localités est sujette à des variations atmosphériques d'une brusquerie peu commune, et qui amènent des jours très froids à une époque peu avancée de la saison. Le jour de mon arrivée, je demandais de l'air frais; le lendemain matin, en touchant de ma fenêtre des traînées de vapeur dense, que j'avais pris d'abord pour de la fumée, ou en grelottant sur le chemin du Pont-d'Espagne, je me promettais d'envoyer mes clients à Cauterets du 1er juin au 1er août.

Vous pensez bien que je ne suis pas allé de Cauterets à Saint-Sauveur et à Baréges sans faire l'excursion de Gavarnie. J'ai donc vu, de mes yeux vu, la Brêche-Roland, cette célèbre entaille que le fugitif de Roncevaux fit dans la montagne avec son épée. J'ai vu l'empreinte des pas du cheval et celle de la botte du cavalier. C'est de quoi donner une fière idée des créatures de ce temps-là! Quelle poignée! Le roc a été entamé par la bonne et fidèle *Durandal* comme le serait un gros pain par le couteau d'un maçon. Et quel cheval! Il y a je ne sais combien de kilomètres entre l'ouverture par laquelle il a bondi et le point où le sabot a enfoncé la pierre. L'histoire ne manque pas d'intérêt; mais, en fait d'empreintes sur le sol, je préfère naturellement celles qui possèdent des vertus médicinales; par exemple le *pas* de Notre-Dame de Verdelay (près de Bordeaux), ou celui de Saint-Remacle (à Spa). Une jeune femme honteuse de n'avoir pas d'enfants n'a qu'à poser le pied dans les empreintes en récitant une prière ou en buvant un verre d'eau minérale, pour devenir apte à concevoir... si la faute ne venait pas de son mari. Par où vous voyez que si Agnès avait tort de croire qu'on fait les enfants par l'oreille, on ne peut pas dire que la plante des pieds n'y soit pour rien.

J'ai vu aussi les crânes de Templiers conservés dans la petite église de Gavarnie, en face du fameux cirque qui fait l'admiration des voyageurs. Je ne vous apporte pas le certificat d'origine de ces dix ou douze têtes, plus larges que hautes, à face plate, à pommettes saillantes, à fortes mâchoires; mais telle devait être l'ossature de ces moines guerriers à l'époque de la destruction de l'ordre, vers la fin du XIIIe siècle, quand aux vrais défenseurs du Temple avaient succédé un ramas d'hommes violents, grossiers, déprédateurs, livrés à la plus infâme débauche, et qui, dans leurs cérémonies de réception, s'embrassaient *in fine spinæ dorsi*. Un de ces crânes passe pour être celui d'une femme, et ce parait être avec raison, autant que j'ai pu en juger à travers une vitre assez sale

A *Saint-Sauveur*, on illuminait, on criait : *Vive l'Empereur* (c'était le 15 août)! et un artiste du pays avait même dessiné ces trois mots en verres de couleur illuminés, au-dessus de la porte de l'établissement. J'aime à croire que son intention envers le souverain était plus droite que ses lettres. Toujours est-il que le brouhaha et la déroute générale du service m'ont empêché de rien recueillir sur l'établissement, qui mérite de vous être rapporté.

J'en dirai un peu plus long sur *Baréges*. Là, l'établissement thermal est loin de répondre à l'importance thérapeutique des eaux. Aussi s'occupe-t-on très sérieusement de sa reconstruction sur un plan nouveau, où sera respectée la division actuelle des sources. Celles-ci, au nombre de neuf, possèdent en effet des avantages tout particuliers; elles sont très alcalines, très stables par elles-mêmes et rendues plus stables encore par un mode excellent de captage; le terrain qu'elles parcourent pour arriver à la baignoire est insignifiant; elles ont chacune un réservoir particulier parfaitement muré et entièrement à l'abri de toute influence extérieure, d'où résulte la possibilité de doser les principes médicamenteux; elles ont pour la plupart un degré de température convenable pour bain (de 33 à 40 degrés centigrades), et n'ont pas besoin d'être réchauffées ou refroidies. Seize cabinets, deux douches, trois piscines et deux buvettes, tel est le bilan de l'établissement actuel. Le nombre des cabinets sera certainement augmenté, car il est insuffisant. Je n'ai fait que passer à côté de la source Barzun, qui est à 500 mètres de Baréges; cette source est desservie par un petit établissement où se trouvent une buvette, neuf baignoires et deux ou trois douches, dont une ascendante. Ce qu'il y a de remarquable dans cette source, c'est qu'elle est presque aussi sulfureuse que les plus sulfureuses de Baréges, et qu'elle est beaucoup moins active. C'est là qu'on envoie les malades chez lesquels la médication sulfureuse demande des ménagements.

Je ne veux pas quitter Baréges sans lui reprocher l'ingratitude du site; j'ajoute même que c'est un site perfide et qui sent le guet-apens. Le voyageur qui part de Luz est d'abord en butte aux plus coquettes agaceries de la nature : ici des vallées pleines d'ombre et de paix; là des groupes de montagnes arrondies et verdoyantes; tantôt le frissonnement d'un bois et tantôt le jasement de l'onde sur les cailloux. Le confiant touriste avance toujours; puis peu à peu le paysage s'enlaidit, se dépouille; la roche devient glabre, le chemin poudreux, l'horizon monotone. On était dans les jardins d'Armide, on tombe dans un pays de sorcières. Si messieurs les ingénieurs pouvaient transporter Baréges à 5 ou 6 kilomètres du côté de Luz, ils rendraient un vrai service à l'administration des eaux et aux malades.

Dans la prochaine lettre nous causerons, si vous le voulez bien, des deux Bagnères.

Septième Lettre.

SOMMAIRE. — Bagnères de Bigore : Baudéan et Larrey.

Bagnères-de-Luchon, ce 20 août 1857.

Le Latium avant Romulus, l'Allemagne avant le traité de Lunéville, peuvent seuls donner une idée de Bagnères-de-Bigorre envisagé au point de vue thermal. Encore calomnierait-on les petites républiques latines et les villes libres ou les propriétés ecclésiastiques des rives du Rhin, toutes plus ou moins engagées dans des liens de fédération, si on les comparait, en termes rigoureux, aux *vingt* établissements, absolument distincts et autochthones, de l'antique *métropole des eaux minérales*. Ces vingt rivaux, dont trois seulement fonctionnent pour le compte de la ville (le Grand-Établissement, Fontaine-Nouvelle et Fontaine-d'Angoulême), se font une concurrence implacable, et, au lieu de se réunir et de s'entendre pour réaliser le grand succès que mérite la richesse minérale de la localité, se battent pour en arracher chacun un pauvre lambeau. Je sais bien que, pour faire converger toutes les sources en un même établissement, il faudrait en amener quelques-unes d'assez loin ; mais ce n'est pas là un obstacle à mettre en balance avec les avantages de l'unité administrative. D'abord, la température d'un bon nombre de sources, dépassant 40 degrés centigrades (1), est assez élevée pour supporter sans inconvénient, moyennant un bon captage, un déplacement de quelque étendue. Puis, qui dit *établissement* ne dit pas nécessairement *emplacement unique*, *bâtiment unique*. En tenant compte et du degré de chaleur et de la force des sources, il serait facile, je crois, de combiner un ensemble de dispositions qui, à cause même de cette diversité de température et de force, à cause de la réunion sur un même point d'eaux sulfureuses à base de sulfure de sodium (Labassère), d'eaux sulfureuses contenant de l'acide sulfhydrique (Parade), d'un grand nombre de sources séléniteuses dont la plupart renferment en même temps du fer, feraient de Bagnères une station tout à fait exceptionnelle. Mais qui entreprendra cette œuvre de progrès? qui passera le soc sur ce terrain de la routine? qui aura le courage d'y semer de l'argent pour y récolter de l'or? Je sais que le zélé et habile inspecteur, M. Subervie, se préoccupe vivement de cette situation ; qu'il la raconte tour à tour aux autorités locales, au gouvernement et même aux membres influents de la compagnie du chemin de fer

(1) La température des eaux de Bagnères-de-Bigorre varie de 25 à 51 degrés centigrades.

du Midi, car on parle fort en ce moment (1) d'un projet de fusion de tous les établissements thermaux des Pyrénées entre les mains de cette compagnie. Paroles emportées par le vent *qui vient à travers la montagne*, et qui pourtant n'a pas encore *rendu fou* notre honoré confrère, tant sa tête est bonne !

C'était un beau plan que celui qui avait été proposé et accepté il y a dix ans ! — Douches de toutes sortes, à colonnes, en arrosoirs, verticales, horizontales, jumelles, écossaises, à forte ou à faible pression, partielles ou générales ; douches ascendantes, avec cabinet de repos et services pour tous les accessoires indispensables ; douches encore, en pluie ou en vapeur, comme complément des baignoires. — Remaniement complet de tous les cabinets. — Recherche de sources nouvelles ou abandonnées. — *Vaporarium* complet, à la manière antique. — Quartier distinct pour l'hydrothérapie *froide*, et comprenant un bassin d'eau courante, des salles de sudation, des douches, un vestiaire, etc. — Piscines chaudes et froides de toutes dimensions, que l'acquisition de deux ou trois établissements voisins de l'établissement principal permettrait d'alimenter largement.

Cette friande perspective est restée en partie à l'horizon ; néanmoins, de grandes améliorations ont été réalisées, grâce à la stratégie habile de M. Subervie, qui, ne pouvant obtenir l'absorption des établissements particuliers, s'est attaché à les effacer sous la prospérité progressive des thermes qu'il dirige. Déjà, sous la savante direction de M. François, le système de douches a, pour ainsi dire, atteint la perfection. Rien de mieux imaginé que ces divers appareils ; il y en a un qui lance l'eau avec plus de force que ne peut en mettre un éléphant. Le *vaporarium* est terminé. Il comprend : 1° des amphithéâtres, dont l'un doit recevoir la vapeur spontanément dégagée des eaux minérales, l'autre la vapeur qu'on obtient au moyen d'un générateur alimenté facultativement avec l'eau minérale ou avec l'eau douce ; 2° une salle consacrée aux douches de vapeur locales, une autre pour des fumigations de toute espèce ; 3° des bains russes parfaitement installés ; 4° un *sudatorium* chauffé à la vapeur, avec quinze lits de repos ; 5° un *tepidarium* presque aussi étendu que le *vaporarium*. De plus, un emplacement est réservé, dans l'étage supérieur, à des salles projetées d'inhalation. Pour le reste, l'eau attend. Quinze sources ont été ou découvertes ou ramenées dans le périmètre de l'établissement ; elles sont là, parfaitement captées, qui ne demandent qu'à être utilisées.

Il a été fait à Bagnères-de-Bigorre, sur le régime des eaux, une expérience dont je ne me charge pas de tirer les conséquences, mais qui mérite d'être consignée. C'est le régime de la ferme qui

(1) Je crois que ce projet a été abandonné depuis.

prévaut dans la généralité des établissements. Vu l'exiguité de ceux-ci, on comprend qu'il y a là des fermiers de toute qualité. Il en est qui ne savent ni lire ni écrire. M Subervie n'a cessé, pendant huit années, de pousser la ville vers le régime de la régie, qui a été enfin adopté il y a deux ans. Or, la ferme ne rapportait que 8,000 francs ; la régie en rend 18,000, différence énorme qui ne peut être rapportée que pour une très faible partie aux améliorations réalisées. On n'a encore opéré qu'avec le tiers environ de l'établissement. C'est dire que l'avenir se présente avec des teintes assez roses. Quand on aura, par exemple, augmenté le nombre des baignoires, qui n'est que de trente-six, le chiffre des bains continuera probablement de suivre la progression croissante qu'il affecte depuis plusieurs années, et qui l'a porté à plus de trente mille en 1856.

Au reste, Bagnères-de-Bigorre est, sous certains rapports, une station thermale exceptionnelle. On n'y vient pas seulement pour se baigner ou boire les eaux ; c'est un lieu de villégiature. On s'y installe pour le printemps, pour l'été, pour l'automne, pour l'hiver même ; il y a des étrangers qui y prennent domicile pour plusieurs années ; si bien que la population flottante est cinq ou six fois supérieure à celle des simples baigneurs. Une personne du pays, disposant des renseignements les plus sûrs, l'évalue à une vingtaine de mille. La ville est belle, spacieuse, propre, pleine de ressources. Que les capitaux s'y donnent aussi rendez-vous, et il y a là les éléments d'une grande prospérité.

On ne quitte guère Bagnères-de-Bigorre sans visiter la vallée de Campan et la cascade de Grip. La vallée, dont la principale curiosité est d'avoir un de ses versants pelé et l'autre tout fourré de verdure, m'a rappelé cette statuette en vogue, connue, je crois, sous le nom de *la Crinoline*, qui représente une femme sur le retour, une ruine, restaurée d'un côté par toutes les inventions de la mode moderne, et vue de l'autre côté dans toute la laideur d'une carcasse osseuse et efflanquée. La cascade m'a fait l'effet d'un beau jet de gargouille après une pluie d'orage. On voit que je n'étais pas en veine d'admiration. Mais l'excursion a eu pour moi un autre genre d'intérêt. Pour aller de Bagnères à Grip, on passe par le village de Baudéan, et là, sur le côté gauche de la rue, au front d'une maison de la plus mince apparence, une plaque en marbre attire les regards. Cette plaque porte l'inscription suivante :

Ici est né, en 1766, le baron Larrey, chirurgien en chef des armées impériales.

« C'est l'homme le plus vertueux que j'aie connu. »

(Testament de Napoléon.)

Pour un médecin de Paris, pour un ami du digne fils de Larrey, ce petit épisode de voyage avait un charme tout particulier. « Voilà donc, me disais-je, le réduit vénéré d'où la piété filiale a dû tirer quelques-unes de ces reliques qu'elle garde avec tant d'amour dans un cabinet de la rue de Lille! Les reliques mêmes qui n'en sortent pas, celles qui viennent des champs de bataille ou de la main de l'Empereur, le lit de camp, la trousse glorieuse, l'épée qu'a tenue Napoléon, apparaissent sous le jour d'un contraste plein d'intérêt, devant cet obscur et chétif berceau d'un enfant de village. » Et j'ajoutais tout bas, de peur des indiscrets : « C'est ici qu'un grand souvenir de famille va être consacré par un bienfait public! Grâce à M. Hippolyte Larrey, le rayonnement de la célébrité paternelle ne sera pas stérile pour le village de Baudéan. » Eh! pourquoi ne dirais-je pas tout? Il y a assez de mauvaises actions à cacher dans ce monde, pour qu'on ne se donne pas encore la peine de dissimuler les bonnes! La maison où est né le chirurgien des armées qui ont foulé le monde, tombée d'abord en des mains étrangères, puis rachetée par l'amour d'un fils, va être transformée en école communale. Je voudrais que les enfants y apprissent à lire dans une biographie de Larrey. Quel drame ce serait que le récit le plus simple et le plus véridique de cette grande existence! Quelles scènes terribles! Quels exemples d'héroïsme et d'humanité! Quelle tâche, mais aussi quelle activité et quel dévouement! Il y a, rue de Lille, sur la table de la salle à manger, un tapis où sont représentées les principales scènes de la vie chirurgicale de Larrey; c'est le don d'une main reconnaissante. Voilà le livre! Qu'une plume chaleureuse et amie des belles actions écrive ce que dit le tapis, qu'elle sache teindre discrètement le récit des reflets de la grande époque et du grand nom, et elle aura fait pour la jeunesse une œuvre aussi attachante qu'instructive.

Huitième lettre.

SOMMAIRE : Bagnères-de-Luchon. — L'Établissement. — Les peintures du vestibule. — Éruption poétique. — Adieux aux Pyrénées. — Toulouse. — Encore les momies naturelles.

C'est de Paris cette fois, estimé confrère, que je vous lance le pavé de ma prose voyageuse. A la vue du timbre de la poste, vous aurez éprouvé une légitime satisfaction en augurant la fin prochaine de cette correspondance tyrannique qui vous enchaîne déjà depuis plusieurs mois à mon vagabondage. Pour vous rendre plus heureux encore, je vais faire en sorte, s'il m'est possible, de tirer un trait définitif au bas de la présente.

J'ai encore à vous parler, en fait de stations thermales des Pyrénées, de Bagnères-de-Luchon. Écoutez donc!... Mais à quoi bon? Comment s'y prendre? Dans la conjugaison des établissements thermaux, qui va du passé au présent, du présent au futur, de l'imparfait au parfait, ainsi que vous avez pu voir dans ces lettres mêmes, Bagnères-de-Luchon figure, sous beaucoup de rapports du moins, au parfait. Que dis-je? Il touche par quelques points au *plus-què-parfait*; témoin, par exemple, ces petites douches *en bruine* qu'on dirige sur la paroi postérieure des pharynx granulés, dont les propriétaires, les yeux écarquillés, les sourcils froncés, la bouche ouverte en four et rejetant un filet d'eau continu, ressemblent assez bien aux lions des fontaines publiques. Donc, ô beauté lixonienne!

..... Vos attraits ne sauraient se décrire;
Par ma main s'ils étaient tracés,
Je craindrais de trop vous en dire,
Ou bien de n'en pas dire assez.

Rappelons néanmoins quelques traits: Magnifiques souterrains, où les eaux sont captées dans des tuyaux inaltérables, de bois injecté ou de porcelaine, ainsi que M. Fontan l'avait proposé il y a vingt ans. *Item*, 90 baignoires recevant les eaux de trois sources, les recevant près du fond pour éviter la déperdition des gaz et des changements dans la sulfuration (1), et portant des bagues filetées qui peuvent s'adapter momentanément à des appareils à douches mobiles. *Item*, des bains à courant continu. *Item*, une dizaine de grandes douches et une vingtaine de petites; douches en pluie, en colonne, en vapeur, de toute force, de toute température, dans toutes les directions, installées sur le même modèle qu'à Bigorre. *Item*, 15 buvettes, si j'ai bien compté. *Item*, bains russes avec cabinets de repos; piscines mâle et femelle; grande piscine natatoire dans laquelle l'eau vous soufre peu à peu par le procédé Ruolz, en prenant elle-même une teinte opaline. *Item*, une providentielle association des eaux sulfureuses les plus sédatives (Ferraz, d'Etigny), les plus excitantes (le Pré, Reine, Grotte supérieure), les plus variées sous le rapport de la température (de 17° à 67°,50 centigrades), et réunissant, pour ainsi dire, quant au degré de sulfuration, Eaux-Chaudes, Baréges et Cauterets.

La nymphe pourtant n'est pas absolument sans défauts. Il y en a

(1) Ainsi que cela se pratique d'ailleurs dans d'autres établissements.

un qui doit disparaître bientôt, c'est la laideur de la salle d'inhalation; mais en voici un autre qui est irrémédiable et malheureusement assez sérieux : l'établissement a été construit avant qu'on eût terminé la recherche et le captage de toutes les sources. Or, une partie de celles-ci ont été trouvées à une certaine distance de l'emplacement adopté; d'où il est résulté que beaucoup de sources qui auraient pu passer directement du griffon dans les réservoirs, si l'établissement eût été construit un peu plus à gauche, n'y arrivent qu'après un trajet plus ou moins long, ce qui met toujours un peu en péril (nous en avons vu un exemple à Bigorre) la sulfuration.

Du reste, le bâtiment, dont la porte principale est surmontée de cette inscription : Deo Lixoni Flaviarum, est beau et bien distribué. Que si vous avez envie de le connaître, allez-y voir. Seulement, afin que cette envie vous prenne sûrement, dans l'intérêt de vos plaisirs, je vous donnerai un avant-goût de l'ensemble par quelques mots sur le vestibule, qu'un habile artiste, M. Romain Cazes, élève d'Ingres, est occupé à couvrir de peintures à fresques. Ces peintures, où le plomb est remplacé par le zinc — pour une raison que je ne pourrais expliquer sans faire injure à vos connaissances de chimiste — sont traitées dans la manière unie et applatie qui convient généralement à la peinture murale, et dont les églises et les monuments publics offrent de si nombreux exemples.

Au fond du vestibule, au-dessus de la porte qui ouvre dans l'intérieur de l'établissement, une femme, tenant de la main gauche un bâton enroulé d'un serpent (*madame* Esculape, sans doute), s'appuie de sa main droite sur la *Chimie*, armée d'une cornue; à droite de ce groupe central, l'*Hydraulique*, un marteau à ses pieds, les yeux levés vers la *Chimie*, fait jaillir une source d'un roc qu'elle touche avec une baguette; à gauche, l'*Architecture* trace des lignes sur une pierre que lui présente un enfant. Enfin, à chacune des extrémités du tableau, un Génie tient à la main un cartouche; sur l'un de ces cartouches est écrit le mot Artes, et sur l'autre le mot Scientiæ. Sur les parois latérales du vestibule, l'artiste a entrepris de représenter sous des figures symboliques les sites les plus renommés de la contrée, la *vallée du Lys*, le *port de Venasque*, la *Maladetta*, etc. Plusieurs de ces figures sont achevées. Celle de la Maladetta, dont le visage robuste et jeune contraste avec la blancheur des cheveux, exprime bien l'idée du colosse aux neiges éternelles qu'on découvre au débouché de l'Aragon. En général, tous ces morceaux attestent un grand talent de praticien, et plus encore la richesse des idées. C'est, du reste, le caractère des peintures dont le même artiste a couvert l'abside d'une église de Luchon, dont le nom m'échappe.

Dans le voyage nocturne de Luchon à Toulouse, le sommeil ne

venant pas, je me mis à revivre de toute la vie des quinze derniers jours. Double plaisir, comme vous voyez. Dans ma tête, pêle-mêle. se dressèrent des montagnes effroyables, s'étendirent de verdoyantes vallées, se balancèrent des aigles et se précipitèrent une vingtaine de cataractes. Et savez-vous ce qui résulta de ce travail contre nature? une ébauche de poésie, dure comme les chemins, cahotée comme la voiture. Je la place ici, fermez les yeux, si vous avez la fibre littéraire sensible.

AUX PYRÉNÉES.

De cendre et de granit entassement énorme,
Polypes monstrueux de la terre difforme,
Aiguilles dont la pointe, invisible à mes yeux,
Déchire la vapeur errante dans les cieux
Et se teint des rayons que l'aube fait éclore
Quand sur vos pans noircis l'ombre sommeille encore;
Vastes blocs accroupis comme des sphinx géants;
Pics inclinés pour voir dans les gouffres béants,
Qui bravez, dans la brume où s'enfoncent vos têtes,
Comme un mât de beaupré d'éternelles tempêtes;
Pyramides de rocs, donjons emplis d'effroi,
Où le tonnerre sonne un étrange beffroi;
Crête où l'on voit courir des dentelles de pierre,
Que découpe le soir sur un fond de lumière,
Quand, venant s'achopper à vos sommets neigeux,
Tout le soleil se brise en poussière de feux;
Cônes groupés au loin, ruches prodigieuses,
Mais ruches sans le bruit des ailes travailleuses;
Réduits que rien ne trouble, hors le pas de l'isard,
Et que l'aigle parcourt de l'aile et du regard;
Mont où de Jehovah jamais le pied ne pose,
Qui, comme un mort sorti de sa tombe mal close,
Drapes d'un blanc linceul ta tête de maudit (1);
Vallon fleurdelysé (2); brèche immense qu'ouvrit
Le fer d'un paladin (3); cirque où, dans les ténèbres,
De pâles templiers jettent des cris funèbres
Et qui font remuer les ossements de ceux
Que Gavarnie explique au passant curieux,

(1) Le Maladetta.
(2) La *Vallée du Lys*, près de Bagnères-de-Bigorre.
(3) Brèche Roland.

Précipices sans fond, inaccessibles cimes,
Un jour fut où, fondus dans les mêmes abîmes,
Au brasier souterrain vos divers éléments
Bouillonnaient comme l'eau des vases écumants !
Océan fait de flamme, orageuse fournaise,
Vos vagues bondissaient sur la rouge falaise !
Tantôt d'écume noire obscurcissant les airs,
Et tantôt allumée à vos propres éclairs,
Vous faisiez tour à tour la nuit épaisse et sombre,
Et des clartés encor plus lugubres que l'ombre.
Vous montiez, vous montiez, furieuse ; parfois,
La digue sous vos coups s'entrouvrant par endroits,
Vos torrents débordés sur la pente fatale
Couraient, grondaient, pareils à la pâle cavale
Que le saint de Pathmos, en son fiévreux transport,
Vit passer, ouvrier d'épouvante et de mort !
Mais Dieu d'un seul regard a dompté vos colères ;
Tranquille, il a posé le sceau sur vos cratères ;
Ses lèvres ont soufflé sur l'espace enflammé,
Et la foudre s'est tue en votre sein calmé ;
Et vos flots ravageurs, enchaînés à la source,
Sous sa puissante main ont arrêté leur course.
Et maintenant, saisis et fixés tout à coup
Par celui qui commande à la forme de tout,
Colosses tourmentés, nus, déchirés, arides,
Avec vos flancs ouverts, avec vos fronts livides,
Formes où rien ne vit, cadavres refroidis,
Vous ressemblez à ceux que la mort a roidis
Sur le champ de bataille, et qui gardent, farouches,
L'impuissante menace écrite sur leurs bouches.

— Dans votre âme, ô mortels, de coupables fureurs
S'allument trop souvent, et, dans ses profondeurs,
Échauffant le limon des haines amassées,
Font jaillir tout à coup les mauvaises pensées.
Dieu parle : l'âme entend la voix de sa bonté,
Et rentre dans sa paix et sa sérénité.

Toulouse m'offre l'occasion, cher confrère, de revenir aux momies naturelles ; car cette cité, si riche en curiosités de tout genre, a montré longtemps des cadavres momifiés, pareils à ceux qui garnissent le caveau de Saint-Michel, à Bordeaux. Je vous avais promis, vous vous le rappelez peut-être, de rechercher un sieur de Puymaurin, auteur d'un mémoire sur la question. J'ai appréhendé mon homme à la Bibliothèque impériale ; son travail, qui est du 3 juin 1784, a été inséré dans les MÉMOIRES DE L'ACADÉMIE DE TOULOUSE (in-4, t. III, p. 118). Il n'y est question, du reste, que des caveaux de Toulouse, dont l'un est celui des Cordeliers et l'autre celui des Jacobins. Les momies du premier caveau provenaient des tombes de l'église et du cloître, tombes qu'on croit avoir été creusées sur l'emplacement où avait été éteinte la chaux nécessaire à la construction de l'église, au XVe siècle. Au temps de Puymaurin, le terrain semblait perdre de sa puissance de conservation. Quand on découvrait une momie, on la portait dans le clocher, où on la faisait dessécher au vent et au soleil, à la façon d'une pièce anatomique ; puis on l'introduisait parmi ses compagnes. Tandis qu'aux Cordeliers le lieu de sépulture réservé aux religieux était moins conservateur que tout le reste du terrain, aux Jacobins, au contraire, les cadavres ne se momifiaient que dans les tombes monastiques. Ces tombes étaient construites en pierres de taille et maçonnées à chaux et à sable. La chair s'y desséchait si bien, qu'il était inutile de la soumettre à l'opération du clocher. Une momie de 5 pieds 4 pouces pesait, dit Puymaurin, 12 livres environ. En supposant que cette momie eût perdu 2 pouces en hauteur par le raccornissement, comme un sujet de 5 pieds 6 pouces pèse en moyenne 150 livres, la momification avait diminué le poids de 138 livres. C'est en effet la proportion indiquée dans la notice de la fabrique de Saint-Michel ; mais on voit que ce calcul n'a rien de bien rigoureux ; car les *moyennes* sont ici d'un médiocre secours.

Dans les deux caveaux, les corps étaient rangés debout comme à Saint-Michel, et attachés à la muraille par un anneau de fer. Le caveau des Cordeliers possédait le président Duranti et, à ce qu'on croit, Paule Viguier, dite la *belle Paule*, un peu moins charmante que de son vivant. On y voyait aussi le pendant de ce duelliste que je vous ai signalé dans le souterrain de Bordeaux : c'est un écolier tué d'un coup d'épée et qui tenait encore la main appuyée sur la blessure. Chez certains cadavres, les tissus étaient si bien respectés qu'on pouvait y poursuivre des dissections ; Puymaurin a disséqué le nerf médian et l'artère radiale jusqu'à la main. Il prétend s'être assuré que les testicules avaient parfois disparu, alors même que la peau des bourses était entière. Il y avait là des figures encore très reconnaissables et qui recevaient la visite de parents ou amis ; l'on cite même un jeune homme qui, descendu au caveau par curiosité, perdit connaissance en se trouvant face à face avec son père.

Les caveaux ne restèrent pas longtemps ouverts après la publication du travail de Puymaurin. A la Révolution, une troupe de soldats pénétra dans celui des Cordeliers et se jeta bravement sur ce front de ligne d'un nouveau genre, qui ne fit pas grande résistance et fut horriblement sabré. On vit pendant quelque temps des tronçons épars sur le sol; mais bientôt une voûte ayant menacé ruine, au lieu de la réparer, on combla le caveau avec de la terre. On en a fait autant aux Jacobins, je ne sais dans quelles circonstances. Aujourd'hui les chevaux de l'artillerie habitent l'église des Jacobins et tirent leur nourriture de l'église des Cordeliers, devenue un magasin à fourrages.

Quant aux momies de Bordeaux, je ne puis guère ajouter à ce que je vous en ai dit dans ma seconde lettre Gannal attribuait leur conservation à la présence de sels de fer dans le terrain de sépulture, parce qu'il avait trouvé dans la peau et les muscles de quelques-unes d'entre elles une quantité de fer supérieure à celle que le sang peut fournir et qu'il a constatée dans la chair de cadavres récents. Cela est possible, mais rien de plus.

Du reste, cher confrère, quand on considère l'ensemble des faits connus de momification naturelle, on est porté à se demander, avec M. Alvaro Reynoso, si, indépendamment des circonstances externes de sécheresse, de température, etc., le régime observé pendant la vie, les médicaments ingérés, et certaines conditions intrinsèques et inconnues de la constitution organique, ne disposent pas d'une manière toute particulière certains cadavres à se momifier. Notre confrère en cite un exemple mémorable, celui de Charles-Quint, dont le corps, lors de sa translation au Panthéon de l'Escurial, quatre-vingt-seize ans après sa mort, fut trouvé en état de parfaite intégrité, bien qu'il n'eût pas été embaumé, et que les tombes du monastère de San-Geronimo, où il mourut et resta déposé, n'aient jamais joui de la propriété de conserver les corps. Je me suis donné le plaisir de lire le récit original du fait dans l'auteur contemporain dont parle M Reynoso. Voici le récit abrégé : « Chose rare et digne d'admiration, dit le Père Fr. Francisco de los Santos (*Descripcion del Real monasterio de San-Lorenzo del Escurial*, etc. 1681, in-4), il ne manquait presque rien dans l'*héroïque composition* du corps de l'empereur. La bouche était si bien formée qu'on pouvait connaître à la physionomie le haut jugement dont le ciel l'avait doué. Entier était son vaste front, chargé de tant de lauriers ; entiers, les yeux ; bien fournie la barbe qui avait tant de fois fait trembler les ennemis de l'Église ; forte et large la poitrine, indice de son courage invincible, de son cœur vaillant; inflexibles et puissants les bras qui avaient été les défenseurs de la foi, et qui s'étaient levés pour la conservation de la vérité catholique ; tous les membres, au reste, si exempts de corruption, que les doigts des pieds et des mains, qui avaient souffert de la goutte, étaient conservés dans leur intégrité. Il ne manquait qu'une petite partie du nez. » Un autre exemple moins illustre, mais plus remarquable encore, est celui que rappelle M. de Resbecq dans l'ingénieux livre que nous avons récemment annoncé (*Voyage littéraire sur les quais de Paris*). Quand on déblaya le cimetière des Saints-Innocents, où avaient été enterrés, dit-on, plus de 80,000 cadavres, des chariots d'ossements furent conduits aux catacombes. « L'aspect de ces lieux souterrains, dit M. de Resbecq, d'après un auteur qui avait été le témoin oculaire de cette scène, leurs voûtes épaisses, le recueillement des assistants, la sombre clarté du lieu, son silence profond, l'épouvantable fracas des ossements précipités et roulant avec un bruit que répétaient au loin les voûtes, tout retraçait en ces moments l'image de la mort... Une particularité, c'est qu'on trouva dans ce cimetière des corps très anciennement enterrés qui étaient d'une merveilleuse conservation. »

— Et bien ! non, cher confrère, je ne vous tiens pas quitte pour cette fois ! Vous le voyez, la lettre n'est pas courte ; il est temps d'y mettre fin, et j'ai encore quelques notes recueillies à votre intention. Il faut bien les utiliser. Je n'en vois pas la nécessité, allez-vous dire. Bon pour vous, mais non pour moi. Donc à vendredi prochain, pour la clôture définitive et sans remise.

Neuvième lettre.

SOMMAIRE : Je monte au Capitole. — La salle des Illustres ; médecins y inclus. — Médecins capitouls. — Galerie de l'École de médecine de Toulouse. — Clermont-Ferrand. — Eaux de Royat.

Je reviens pour un instant à Toulouse. Je n'y suis resté que deux heures ; mais un étranger qui a deux heures à passer à Toulouse déjeune dans la rue et court au Capitole. C'était la seconde fois que le Capitole recevait ma visite ; la première fois, c'était à Rome, et je n'en eus pas moins de plaisir pour cela.

J'ai considéré avec quelque dédain le massif couperet qui a décapité Montmorency. Nous autres confrères de Guillotin, nous avons inventé mieux que cela. Les bustes et portraits de Clémence Isaure (une assez laide personne, par parenthèse) n'ont obtenu de moi qu'un rapide coup d'œil, et c'est à peine si j'ai souvenir des *fleurs d'argent* offertes à mon admiration par le cicerone, et qui devaient être le prix de la victoire au prochain concours des *Jeux floraux*. Presque toute la curiosité que le temps me permettait pour le moment s'est concentrée sur les bustes masculins les plus sévères et les plus majestueux de la *salle des Illustres*, presque assuré d'avance d'y rencontrer des médecins. Mon attente n'a pas été déçue. Augier Ferrier et François Bayle figurent dans la galerie. Cet Augier Ferrier, né en 1513, mort en 1588, peu connu de moi, je l'avoue, avant cette rencontre, est un des familiers les plus intimes du directeur actuel de l'École préparatoire de Toulouse. Vous saurez toute la vie domestique, médicale, littéraire, astrologique et politique du médecin *tholosain* du XVIe siècle, si un heureux hasard met en vos mains le discours lu, le 9 mai 1847, par M. Dassier, dans la séance publique de la Société de médecine, chirurgie et pharmacie de Toulouse (1). Vous aurez sous les yeux une des plus parfaites images de ces savants de la renaissance, par qui la science renaissait, en effet, avec la forme d'encyclopédisme qu'elle avait reçue à son premier berceau, et tout imprégnée de supernaturalisme chrétien, comme elle l'avait été jadis de théogonie païenne. Vous verrez d'ailleurs que si Ferrier, catholique fervent et qui avait composé des vers latins pour l'entrée de Charles IX et de Catherine de Médicis à Toulouse, dissertait sur l'intervention de Dieu, des anges et des démons dans les songes (*De somniis*) et se mêlait un peu de *judiciaire*, sans trop y croire, il écrivait aussi des traités remarquables (pour le temps) sur les jours critiques (*De diebus decretoriis*), sur la *maladie des Espagnols* (*De pudendagrâ*), sur la véritable méthode thérapeutique (*Vera methodus medendi*), etc., sans compter d'assez nombreuses pièces de poésie latine qui jouirent d'une célébrité européenne. Voici l'inscription placée au-dessous de son buste à la salle des Illustres; elle est de Lafaille. M. Dassier n'y signale que trois grosses fautes : *Duferrier* pour Ferrier, Jean *Badin* pour Jean *Bodin*, et la prédiction controuvée de l'assassinat de Henri IV :

« Augerius DUFERRIER ; ætatis suæ medicorum facilè princeps, vel judicio Julii Cæsaris Scaligeri in politica doctrina, Joanni *Badino*, adversùs quem scripsit, formidabilis : In astronomicis judiciis, de quibus librum edidit, penè divinus ; nemo enim rerum eventus illo apertiùs prænovit, quod miserè expertus est *Henri IV*, cui diem ultimum prædixerat multo antequàm è medio tolleretur. O nefandum Galliæ tunc fatum, immobile, et non semper infidæ artis credule prejudicium ! »

Quant à François Bayle, mi-partie philosophe et médecin, et fondateur de l'*Académie des Lanternistes*, vous le connaissez sans doute par son *Système général de philosophie*, son mémoire sur de

(1) *Éloge historique et critique d'Augier Ferrier*, etc. Brochure in-8 de 34 pages 1847. Toulouse, J.-M. Douladoure.

prétendues possessions et beaucoup d'écrits de médecine proprement dite. Je me borne, en conséquence, à vous signaler sa présence au Panthéon toulousain.

Il est question, m'a dit le cicerone, de donner à ces deux *illustres* un compagnon de leur robe : ce serait M. Viguerie, dont la mémoire est si vivace encore dans le cœur des populations méridionales. Quand on connaît l'attachant et consciencieux *Eloge de Charles Viguerie*, que M. Desbarreaux-Bernard a lu, il y a deux ans, devant l'Académie des sciences de Toulouse, on est tout disposé à lever la main en faveur du projet.

La *salle* renferme la collection des portraits des capitouls. En contemplant ces figures vénérables, on est fier de songer qu'il en est parmi elles qui représentent des praticiens comme vous et moi. De 1364 à 1785, dix médecins et un apothicaire ont été élevés à la dignité du capitoulat. Les portraits de la plupart d'entre eux sont à l'École de médecine, avec ceux de quelques autres coryphées de la médecine toulousaine. Les *viri capitolini* de la galerie de l'École sont les suivants (1). Je copie :

« Bernardus Salarti, in medicinâ regens anno 1423.—Vir capitolinus anno 1570.

» Arnoldus de Bosco, in medicinâ regens anno 1423.—Vir capitolinus.

» Magister Fonet, in medicinâ regens.—Vir capitolinus.

» Joannes Dascis, in medicinâ regens. — Vir capitolinus anno 1494.

» Antonius Dumay, in medicinâ regens, electus q[a] die mensis sept. 1588. — Vir capitolinus anno 1601.

» Joannes Astruc, med. prof. Tolosæ anno 1712; Monspellii anno 1716; Poloniæ regis archiater anno 1729; Saluberr. cons. reg. socius; in collegio regio profess. anno 1731; obiit anno 1766, ætatis suæ 82.

» Lud. Guill. Dubernard, med. prof. 1756. — Vir capitolinus. — obiit anno 1802. »

Tous ces *premiers magistrats* fraternisent démocratiquement avec d'autres illustrations médicales, telles que Sanchez, Leloup, Lecoq, Lefort, etc; car c'est une remarque à faire, au grand éloge de cette contrée, que nulle part peut-être en France ne se perpétue avec autant de chaleur et de sincérité le culte des gloires locales. Dans cette partie de la France, si originale et si distincte par ses mœurs, son langage, son génie, on a comme une patrie domestique dans la patrie commune; et l'esprit qui, à Toulouse, dans les sciences, dans les lettres, dans les arts, se plaît à honorer le souvenir des plus chers enfants du pays, est le même qui, sur la place

(1) Je dois ces renseignements à l'obligeance de MM. les docteurs Bonamy et Desbarreaux-Bernard.

Royale de Pau, a inscrit au socle de la statue d'Henri IV ce familier hommage : A *notre* HENRI, *Henrico nostro!* deux mots pleins de sentiment.

Encore un effort, cher confrère ; voici Clermont-Ferrand, notre dernière étape. Quand ce ne serait que pour ses eaux minérales, un médecin doit s'y arrêter. La ville est bâtie sur un monticule volcanique au pied duquel jaillissent de nombreuses sources, acidules, alcalines, ferrugineuses et calcaires, qui sont utilisées. La fontaine froide de Jeaude est fréquentée par les chlorotiques ; l'une des sources de Saint-Alyre alimente des bains minéraux, tandis que les autres servent à fabriquer des incrustations qui rivalisent avec celles de Gimeaux et de Saint-Nectaire. Mais le bijou hydrominéral du lieu est Royat, situé à 2 kilomètres de Clermont, dans le joli vallon de Saint-Marc. L'histoire de cet établissement, aujourd'hui l'un des mieux aménagés de France, ne manque pas d'intérêt.

On avait souvent remarqué que la neige fondait avec une rapidité particulière sur une partie du chemin de Royat qui avait été abandonnée par suite de rectification de la voie. L'idée vint qu'il existait en cet endroit une source thermale. Des fouilles furent entreprises au mois de mai 1843, et l'on découvrit deux piscines, l'une carrée, l'autre hexagonale, auxquelles aboutissaient des sources minérales d'une température de 34° à 34°,5 centigrades. La destruction du travertin permit d'atteindre et de recueillir de nombreux filets d'eau ; puis, l'analyse de la fontaine principale qu'on voit aujourd'hui dans l'établissement ayant été faite, la commune demanda l'autorisation d'exploiter, qui fut accordée dès la même année. On construisit un établissement provisoire, qui fut remplacé en 1844 par un édifice dont le sol était en contre-bas de la route, et qui renfermait treize cabinets à bains, deux cabinets à douches et la piscine hexagonale, qu'on y avait annexée. C'est dans cet édifice mal aéré qu'eurent lieu ces menaces d'asphyxie signalées dans plusieurs publications spéciales. Des travaux d'assainissement furent exécutés et procurèrent double profit, en amenant la découverte d'une nouvelle source. Les choses allèrent ainsi jusqu'en 1852. A cette époque, les sources furent affermées pour une période de vingt-neuf ans, et les concessionnaires firent construire l'établissement actuel, qui a coûté 200,000 fr. et qui doit faire retour à la commune à l'expiration du bail. Il était dit que tous les travaux de construction procureraient quelque avantage hydrologique ; car, cette fois encore, pendant qu'on élevait le nouvel édifice, le médecin inspecteur, M. Nivet, ayant obtenu qu'on détruisît les masses de travertin situés au-dessous du mur méridional de l'ancien établissement, une gerbe d'eau gazeuse vint couvrir les ouvriers mineurs. A mesure qu'on poursuivit les fouilles, on vit augmenter le volume de la source principale et disparaître successivement les autres.

Aujourd'hui cette source, desservie par une machine à percussion très puissante, débite 1,000 litres d'eau par minute. Malheureusement il ne s'en perd pas moins de *moitié* dans la distribution, ce qui tient à ce que les moyens de captage sont appliqués contre des calcaires qui laissent passer une partie de l'eau. Il en reste assez pour les besoins actuels de l'établissement; mais si l'on créait une piscine natatoire, comme le demande M. Nivet, il faudrait absolument s'opposer à une aussi grande déperdition.

Je vous disais que l'établissement (qui, pour le style et la distribution, fait le plus grand honneur à M. Ledru, de Clermont) est richement pourvu; il contient, en effet, 50 cabinets pour bains, 18 cabinets pour douches en pluie ou en colonne, 6 cabinets pour douches de vapeur, 2 grandes piscines et 2 salles d'aspiration. L'abondance de la source permet, en fait de bains, un luxe assez rare dans nos stations thermales, et qui consiste dans le renouvellement continu de l'eau pendant toute la durée de l'immersion. L'eau, dont la température n'est que de 36° centigr. à la source, et de 34°,4 au robinet des baignoires, est chauffée dans des appareils où elle est comprimée et soustraite au contact de l'air atmosphérique. Ajoutez que la composition de l'eau de Royat est foncièrement identique avec celle du mont Dore; que les éléments minéralisateurs les plus importants sont en plus grande proportion dans la première que dans la seconde, notamment le bicarbonate de soude, le bicarbonate de chaux, le chlorure de sodium, les sels de fer; ajoutez encore qu'une source froide, acidule et ferrugineuse (les Roches) se trouve sur le chemin de Clermont-Ferrand à Royat, et vous jugerez s'il n'y a pas là de précieuses ressources contre l'anémie, le rhumatisme chronique et la plupart des affections gastro-intestinales. Aussi l'établissement me paraît-il être entré dans une ère de prospérité croissante. Une circonstance, si mon impression ne m'a pas trompé, doit faire obstacle au succès, et, en tout cas, fera longtemps obstacle à l'enrichissement de la commune : on craint trop le voisinage si proche de Clermont pour construire des hôtels à Royat, et, de leur côté, les malades ne sont pas tous flattés d'avoir à parcourir plusieurs kilomètres pour boire et prendre un bain. Le service des omnibus n'est qu'un adoucissement, et non un remède. Pas de promenades non plus à Royat. On parle d'ouvrir une avenue de la rive gauche de *Tiretaine* (ruisseau torrentueux de la vallée) aux *Grands-Châtaigniers;* mais la commune fait la sourde oreille, à ce qu'on m'a dit.

Sur ce, honoré confrère, Dieu vous garde du chaud, du froid, de la grippe, des touristes et des bavards.

A. DECHAMBRE.

POST-SCRIPTUM.

Livres d'Heures du XVe siècle au point de vue médical. — Du macrocosme et du microcosme.

Pendant mon séjour à Clermont, où un mien ami, aussi amateur de livres que libraire, me donnait l'hospitalité, je mis la main sur un spécimen de ces HEURES coquettes, imprimées sur parchemin, que la foi enfantine des XVe et XVIe siècles attifait de miniatures, de vignettes, d'arabesques, de majuscules enluminées, associant sans scrupule, dans les images et dans le texte, la mythologie et le catholicisme, et montrant, comme dit un poëte,

> ...Dieu le Père en habit d'empereur.

Cet exemplaire (daté de 1513), sur les marges duquel se déroulent une foule de scènes empruntées à l'Apocalypse et à la Bible, a réservé son dessin le moins novice et ses plus belles couleurs pour une image placée au *recto* du premier feuillet, et représentant, ne vous déplaise, l'*enlèvement de Déjanire*. La femme d'Hercule est assise sur le centaure ravisseur, qui, un bras galamment passé sur la taille de la belle, s'empresse de détaler, pendant que l'époux outragé lui décoche une flèche empoisonnée. L'artiste, raffinant sur la Fable, a mis dans la main de Nessus une énorme massue, celle d'Hercule sans doute, qui devient ainsi un mari trompé et volé à la fois. Ce n'est pas là encore le moins édifiant des tableaux offerts par les *Heures* aux imaginations dévotes : tantôt, dans les vignettes marginales, tantôt dans les figures allégoriques des calendriers ordinairement placés en tête du livre, tantôt dans les versets explicatifs des figures, la piété est exposée à des rencontres singulières et qu'il faut, pour se faire une juste idée de l'art religieux du temps, rapprocher de ces sculptures de certaines églises ou chapelles du XVe siècle, où l'on voit des anges assez inexperts dans le maniement de la trompette pour en placer l'embouchure entre des lèvres qui ne sont pas celles de la bouche. Pour choisir parmi les exemples décents, le quatrain qui, dans un livre d'heures de 1526, correspond au mois d'avril, se termine ainsi (nous modernisons l'orthographe) :

> Et sous cet âge (vingt-quatre ans) est gai et joli l'homme,
> *Plaisant aux dames, courtois et amoureux.*

Dans d'autres exemplaires, on semble s'être joué avec les idées les plus sinistres. En voici un de 1508, où l'artiste, voulant exprimer l'idée de l'égalité universelle devant la mort, a mis successivement, dans une série de plus de 80 vignettes, la camarde en présence de toutes les professions et de toutes les conditions de la vie sociale. C'est ce qu'on appelle, en termes presque génériques, une *danse des morts*. Dans ces petites compositions, simples, claires, expressives, et qui dénotent une remarquable fécondité d'invention, le mouvement des deux personnages, — de la mort et de son justiciable, empereur, pape, évêque, moine, théologien, médecin, usurier, *amoureux*, etc., — est toujours vrai et parfaitement en rapport avec les circonstances spéciales de la scène. Il est impossible de diversifier avec plus d'esprit une seule et même donnée fondamentale. Seulement, l'expression de ce terrible tête-à-tête est parfois rendue avec tant de bonhomie qu'elle en devient plaisante. Le gras *chanoine* montre le dos à la mort, comme s'il voulait retourner à sa prébende ; le *sergent* se rebiffe et cherche à retenir sa dague, que la mort a saisie ; le *théologien* ne fait aucune difficulté, mais il ratiocine en marchant, tandis que l'*avocat* écoute, au contraire, sa funèbre compagne, occupée manifestement à lui déduire les motifs pour lesquels il sera enterré tout à l'heure. Quant au *médecin*, il contemple d'un air piteux une fiole à médicament, pendant que l'autre, à demi-retournée et tenant déjà la pelle fatale, lui rit à la barbe.

Mais ces fantaisies tout artistiques, même celles où la mort est en jeu, ne suffiraient pas à motiver la curiosité du médecin. Ce qui doit particulièrement attirer son attention sur les *Heures* gothiques, manuscrites ou imprimées, ce sont certaines particularités de leur contenu propres à donner l'idée de la médecine populaire du temps. Il en est deux surtout qui ne manquent presque jamais, à savoir : 1° une figure du corps humain (soit du corps entier, soit du squelette seulement), flanquée de sentences et de préceptes médicaux, et qui se trouve toujours à la première ou à la seconde page ; 2° un calendrier orné habituellement de versets relatifs aussi à la conservation de la santé.

Voici la disposition ordinaire de l'image : au-dessus de la figure sont inscrits parallèlement deux préceptes à l'usage de deux tempéraments distincts, avec indication des deux éléments auxquels ces tempéraments doivent être rapportés.

Quand la lune est en *Aries*, *Leo* et *Sagittarius*, il fait bon saigner au cholérique (bilieux). FEU.

Quand la lune est en *Gemini*, *Libra* et *Aquarius*, il fait bon saigner au sanguin. AIR.

Sous les pieds de la figure, on lit :

Quand la lune est en *Cancer*, *Scorpio* et *Pisces*, il fait bon saigner au flegmatique (lymphatique). EAU.

Quand la lune est en *Taurus*, *Virgo* et *Capricornus*, il fait bon saigner au mélancolique. TERRE.

Sur chacun des côtés de la figure sont deux sentences rimées exprimant le caractère propre des divers tempéraments, et disposées comme il suit :

Le cholérique tient du *feu* et du lion ;
Il a périlleux vin, mâle complexion.

De l'*eau* et de l'agnel tient le flegmatique,
Est simple et doux, tendant à pratique *.

Du singe et de l'*air* tient le sanguin,
Qui est franc et a joyeux vin.

Mélancolique tient du pourceau et de *terre* ;
Il est pesant et tort d'honneur ne lui chaut guère **.

Ces diverses sentences, ainsi distribuées en haut, en bas et sur les côtés de l'image, circonscrivent un carré. Dans les espaces laissés libres entre les côtés de ce carré et la figure on lit, 1° en haut et en travers : *Sol regarde l'estomac* (un soleil placé au-dessus de la tête sépare ordinairement les deux premiers mots du dernier) ; 2° sur un côté (tantôt le droit, tantôt le gauche) et en long : *Vénus* (regarde) *le rognon ; Jupiter, le foie ; Luna, le chef* ; 3° sur l'autre côté : *Saturne* (regarde) *le poumon* ; *Mercure, le rognon* ; *Mars, la tête.* L'arrangement de ces propositions n'est pas, du reste, la même dans tous les livres d'Heures ; mais leur sens et leur expression ne varient pas sensiblement. Ajoutons qu'une *Folie*, munie de sa marotte, se tient habituellement entre les jambes de la figure, et qu'aux angles du carré indiqué tout à l'heure ou sur les côtés, entre les sentences, des figurines d'hommes et d'animaux emblématiques, lion, singe, agneau et porc, représentent par le choix de l'animal, et quelquefois par l'attitude ou le geste de l'homme, les quatre tempéraments reconnus dans les versets rimés. Le cholérique, par exemple, se débat dans les flammes, ou bien, armé de pied en cap, se tient dans l'attitude du combat.

Si vous avez suivi avec quelque attention cette série d'indications médicales, vous y avez reconnu tout de suite un système dérivant de deux principes : Premièrement, l'organisme humain procède des quatre éléments ; secondement, il subit l'influence sidérale. Chaque élément détermine dans l'organisme un tempérament spécial : le feu, le tempérament bilieux ; l'air, le tempérament sanguin ; l'eau, le tempérament phlegmatique ; la terre, le tempérament mélancolique ; et ces divers tempéraments se spécialisent également dans les animaux (lion, singe, agneau, pourceau), par suite aussi de la prédominance de tel ou tel élément. D'un autre côté, les sept pla-

* A droite, par rapport à la figure.

** A gauche, par rapport à la figure.

nètes possèdent chacune une vertu particulière, relativement à un viscère important : le soleil relativement à l'estomac, Saturne relativement au poumon, etc. Le zodiaque exerce aussi une influence sur le corps, mais procédant de la conjonction de ses différents signes avec la lune, et variant suivant le signe, ou, en d'autres termes, avec la phase lunaire. Cette influence, d'ailleurs, ne s'applique pas spécialement à tel ou tel viscère, mais affecte d'une manière plus générale l'organisme, et détermine notamment les conditions dans lesquelles convient la saignée.

Pour avoir une idée complète de ce système, il est bon de le mettre en présence d'une autre conception, bien ancienne, mais à laquelle le moyen âge a donné la forme symbolique qui caractérise si curieusement toute la science du temps : je veux parler de cette doctrine dans laquelle l'univers se répète dans l'homme comme dans un miroir, avec une telle fidélité, que l'homme est en réalité un petit monde (*microcosmus*) essentiellement semblable au monde universel (*macrocosmus*). Il existe une précieuse représentation du microcosme tel qu'on le concevait au XIIe siècle : c'est une image contenue dans un manuscrit écrit en latin barbare sous le titre de HORTUS DELICIARUM, et qui a été composé, entre 1150 et 1180, par Herrat de Landsperg (1), abbesse du monastère de Hohenburg, pour l'instruction de son troupeau. Je dois la communication d'une copie de ce manuscrit à un habile paléographe, M. le comte Auguste de Bastard, excellent et commode client à qui j'emprunte en instruction beaucoup plus que je ne lui rends en santé.

Dans ce temps de fermentation intellectuelle, de polémique ardente et subtile, où toutes les choses de la science (*res scibiles*), la théologie et la physique, l'astronomie et la médecine, se confondaient et s'effaçaient dans le vague immense des synthèses, les abbesses, vouées par état à la méditation et à l'étude, étaient pour la plupart des savantes. Herrat, empruntant souvent ses matériaux à d'autres manuscrits, discutant, commentant, mêlant le sacré avec le profane, appelant à son aide la poésie, le dessin, l'allégorie, les bizarres combinaisons de lignes ou de mots, parle de tout à ses religieuses : de la Trinité, de la terre, des fleuves (même des fleuves infernaux), du zodiaque, des étoiles filantes, des vents, de l'histoire de Jésus-Christ, de la *simonie*, du jugement dernier et *de quibusdam aliis*. Le dessin du microcosme, accompagné de commentaires empruntés à l'ELUCIDARIUM et d'indications explicatives placées sur les côtés de la figure, représente un homme vu de ace, les pieds rapprochés et les bras écartés du corps. De la tête

(1) C'est par erreur qu'on écrit ordinairement *Herrade*.

partent sept rayons, composés chacun de deux traits entre lesquels est inscrit le nom d'une planète. Il y a donc sept planètes inscrites, les seules qu'on connût alors ou qu'on crût telles, et qui sont le soleil, la lune, Mercure, Vénus, Saturne, Mars et Jupiter.

On lit sur la marge les inscriptions suivantes (1) : Au niveau de la tête : « La tête du microcosme est ronde à la manière de la sphère céleste; en elle brillent des yeux comme deux étoiles (*luminaria*) dans le ciel, et elle est ornée de sept trous comme le ciel de sept harmonies (les sept planètes). » Au niveau du thorax : « Dans la poitrine sont le souffle et *la toux*, comme dans l'air les vents et le tonnerre. » Au niveau de l'abdomen : « Tout flue vers le ventre comme les fleuves vers la mer. » Au niveau des pieds : « Comme les pieds supportent la masse du corps, la terre supporte toute chose. » Aux quatre coins de l'image sont des représentations symboliques des éléments, avec des inscriptions corrélatives en vers : 1° A gauche et en haut, au-dessous du mot *Aer*, une tête humaine, la bouche largement ouverte et rejetant de l'air comme par une forte expiration. L'inscription porte : « L'air lui donne ce qui souffle, sonne, entend et odore. » 2° A gauche et en bas, au-dessous du mot *Aqua*, de l'eau et des poissons, avec cette inscription : « L'eau lui donne l'humeur du goût (la copie porte *gustis humorem*, mais c'est probablement *gustus* qu'il faut lire) et l'usage du sang. » 3° A droite et en haut, des flammes : « Le *feu* donne l'ardeur, la vue et la mobilité. » 4° Enfin, à droite et en bas, la *terre*, représentée par un monticule, avec un arbuste que broute une chèvre. La légende qui accompagne cette dernière figure est double. « L'homme tire de la terre la chair, le tact et la pesanteur. — Les pierres représentent les os; les arbres, les ongles ; les plantes (*gramina*), les cheveux. »

Après cette simple exposition, permettez-moi, cher confrère, quelques remarques. Le sujet a vraiment un assez grand intérêt de curiosité.

La conception mystique du *microcosme* et du *macrocosme* se rattache par des liens aisément saisissables aux vues de la philosophie grecque sur l'harmonie universelle ; c'est dire qu'elle remonte à la plus haute antiquité. La principale notion, en effet, que les sages emportèrent de leur premier regard sur la nature, ce fut celle de l'ordre, des successions et des rapports fixes qui règlent toutes choses, au ciel et sur la terre, dans l'homme et hors de l'homme, dans le monde visible et dans le monde invisible. Cette notion, en ce qui concerne les relations de l'homme avec le reste de l'univers, fut d'abord de pure analogie. Elle résulta, ou, pour

(1) Nous traduisons toutes les inscriptions.

mieux dire, elle fit partie intégrante des systèmes, nombreux et divers, qui ont pour principe commun de faire dériver la nature entière d'une même substance, diversifiée dans ses caractères apparents par l'intervention d'*éléments* distincts, et, partant, d'attribuer même origine et même fonds essentiel à toutes les choses ayant une existence déterminée. Plus tard, au rapport d'analogie fut ajouté un rapport d'influence, qui, creusé de plus en plus et exagéré jusqu'à la déraison, devint la conception bizarre dont nous nous occupons ici, et conduisit à la médecine hermétique. Quelques exemples mettront cette pensée dans tout son jour.

L'harmonie de l'univers, suivant la doctrine pythagoricienne, réside essentiellement dans un rapport numérique ; car la figure des objets en tant que géométrique, la succession des phénomènes en tant que soumise à des lois invariables, peuvent toujours se ramener au nombre. Ainsi de la sphère céleste, ainsi de la terre, ainsi de l'homme et des animaux, ainsi de la musique, qui n'est qu'une succession réglée de sons, une vraie arithmétique. Le nombre en soi, c'est à-dire considéré, non comme une réunion d'unités, mais comme essence, est donc le principe de tout. C'est la grande unité du sein de laquelle le réel s'est échappé et s'échappe incessamment ; et, dans cet enfantement continu, chaque chose est toujours distinctement la représentation, la formule d'un nombre. On sait que, par de certaines déductions dont le fil, je crois, est aujourd'hui perdu, la doctrine pythagoricienne attribuait à l'essence du végétal le chiffre 6, et à celle de l'animal le chiffre 7. Dans cette doctrine, autant qu'on la peut connaître, les *éléments* des choses ne se séparent pas clairement de leur principe, ou plutôt le principe contient l'élément, car l'élément émane de l'unité.

La doctrine d'Empédocle est, sous ce rapport, plus complète. L'univers sort encore ici de l'unité, et celle-ci, comme l'unité pythagoricienne, renferme les éléments de ce qui doit exister. Mais Empédocle dit comment ces éléments se dégagèrent pour former le monde. Une lutte s'établit entre une force (l'amitié, φιλία) qui retenait les éléments enchaînés et inertes dans l'unité, et une autre force (la discorde, νεῖκος), qui tendait à les rendre libres et à les séparer les uns des autres. Cette seconde force l'emporta ; de là sont venus les quatre éléments, le feu, l'air, la terre et l'eau, non pas les choses matérielles appelées de ces divers noms et que nos sens perçoivent, mais bien des principes simples, animés et vivants, des âmes enfin (ψυχαί). Or, de ces éléments sont formés et les dieux secondaires, et les bons génies, et les mauvais génies, et l'homme, et les animaux, et toutes les choses de la nature. Premier et fondamental rapport entre l'homme isolément considéré et le reste de l'univers. En voici un second, dans lequel on peut déjà entrevoir quelque chose de ce commerce occulte que l'homme entretiendra au moyen âge avec les harmonies célestes. Les éléments de l'homme ne demeurent pas indépendants des éléments qui appartiennent à d'autres êtres. Ces génies, les mauvais comme les bons, communiquent avec l'âme humaine, pour la pousser ou au vice ou à la vertu.

Un peu plus tard, à l'Académie d'Athènes, nous retrouvons les mêmes vues, surtout celles de Pythagore, mieux arrêtées dans leur forme et illuminées de tout l'éclat de la dialectique platonicienne. Le nombre en soi est devenu l'*idée* absolue, l'être absolu, Dieu ; les nombres sont devenus les *idées*, types distinctifs des êtres et qui en différencient l'essence. Au fond de toute diversité est l'unité ; l'unité est dans les choses ce qu'il y a de fondamental, d'invariable, par conséquent de réel, le reste n'étant que *phénomène*, et ce réel d'une chose en particulier, d'une espèce animale, par exemple, est précisément un exemplaire du modèle impérissable de cette espèce. Les idées sont simples, incorporelles; elles fournissent des types à l'univers entier, aux dieux, aux astres, aux génies intermédiaires ou démons, à l'homme, à l'animal, à tous les objets matériels. Du Dieu suprême, ou, pour rendre fidèlement la pensée de Platon, de *Dieu le Père* à l'homme et à toutes les choses terrestres, la communication a lieu par l'intermédiaire des dieux inférieurs et des démons. Or, les astres sont des dieux animés comme les autres; point de doctrine à noter pour l'éclaircissement de notre sujet. De plus, l'espace est occupé par les *éléments*, conçus au sens d'Empédocle, et tout ce qui existe participe de la nature de l'un ou de plusieurs d'entre eux. *Les astres participent de la nature du feu;* les démons, de la nature de l'air; les corps mortels, de la nature de la terre et de l'eau.

Ce fonds d'idées, transporté en Orient, s'y rencontra d'abord avec les traditions de la Kabbale, dont les enseignements exercaient un empire d'autant plus efficace peut-être, qu'il était plus mystérieux. La Kabbale, à l'époque où l'Orient devint le refuge des sciences et des lettres, était allée plus loin que la philosophie grecque dans la doctrine des corrélations de l'homme avec le monde extérieur, visible ou invisible ; car, indépendamment du symbolisme dans lequel les actions réciproques des forces vives de la nature étaient exprimées par une milice céleste, — véritable démonologie, — elle faisait formellement de l'homme la miniature de l'univers. L'âme correspondait à l'*homme céleste*, c'est-à-dire aux dix manifestations successives (appelées *séphiroths*) de l'être absolu (l'être lui-même, la sagesse, l'intelligence, la grâce, la justice, la beauté, le triomphe, la gloire, le fondement et la royauté) ; le corps correspondait au monde physique, et il existait de certains rapports d'influence, non-seulement en général du monde physique à l'homme, mais spécialement de certaines parties de ce monde, des astres, par exemple, à certaines parties de l'homme. La Kabbale avait aussi sa doctrine des éléments, plus compliquée que celle des Grecs, et où je relèverai seulement deux points : la nature du *feu* attribuée aux astres et aux anges, et l'*air* assimilé au souffle et représenté comme le signe de la parole.

A la Kabbale se joignit l'Alchimie, qui ne manqua pas de reconnaître aux astres une influence mystérieuse sur les métaux; vous savez que l'Alchimie avait consacré chaque métal à une planète : le plomb à Saturne, l'étain à Jupiter, le fer à Mars, le cuivre à Vénus, l'argent à la Lune, le vif-argent à Mercure. C'était toujours la même doctrine appliquée particulièrement à l'art de la transmutation des métaux.

Entrevoyez-vous le mélange bizarre qui résulta de cette fusion de la philosophie antique avec la kabbale et l'alchimie? Ce mélange ne resta pas longtemps la propriété exclusive de l'Orient : recueilli par les Arabes lors de la conquête de l'Égypte (638), porté par eux en Espagne (VIIIe siècle), il se répandit peu à peu dans l'Occident. C'est à cette période confuse de la science qu'appartient le HORTUS DELICIARUM d'Herrat de Landsperg, écrit vers la fin du XIIe siècle et la figure du microcosme qui y est représentée, peut servir à montrer ce qu'était devenue cette grande vue de l'antiquité grecque sur les rapports de l'homme avec le reste du monde et sur sa propre composition *élémentaire*. Les analogies présumées entre le petit monde et le grand monde sont tirées moins de principes doctrinaux que de certaines apparences des plus grossières. La tête représente la sphère céleste, parce qu'elle est ronde; le ventre représente la mer, parce qu'elle est le réceptacle des principales humeurs; le souffle représente l'air, parce qu'il est lui-même formé d'air; et la toux, le tonnerre, parce que, comme lui, elle éclate en un bruit soudain. Deux de ces analogies sont curieuses à relever. C'est d'abord celle qui compare les plantes aux cheveux; on la retrouve presque textuellement dans Empédocle, pour qui les plantes sont les *plumes et les poils* de la tête, comme la mer est la *sueur* de la terre; puis l'analogie de l'air avec la parole, déjà notée dans la doctrine Kabbalistique.

Quant au rôle propre des éléments dans le petit monde, il est poussé à bout par Herrat de Landsperg; chacun d'eux correspond tantôt à une partie constituante, tantôt à une faculté de l'organisme : le *feu* donne la vue, la mobilité; la *terre* donne la chair, la pesanteur, le tact, etc. Et ce n'est pas tout. Ce symbolisme, déjà passablement subtil, flattait le mysticisme religieux et le provoquait à des imitations singulières, dont les siècles n'ont pas encore effacé la trace et qui faisaient, par exemple, du soleil le symbole de Jésus-Christ montant au ciel ; de la lune, le symbole de l'Église ; des mois, le symbole des douze apôtres ; des jours, le symbole des justes; des heures, le symbole des fidèles ; des nuits enfin, le symbole des pécheurs.

Mais voici venir Paracelse. Le mouvement intellectuel de la Renaissance a commencé à se déployer ; la science n'est plus entièrement réduite à ce pauvre bagage que de rares curieux colportaient de monastère en monastère ; elle laisse apercevoir déjà la marque de cette initiative qui est devenue depuis si originale et si puissante. Paracelse est trop imprégné d'hermétisme et de kabbale pour que ses conceptions puissent revêtir en quelque manière le caractère scientifique ; mais, dans le travail nébuleux auquel il se livre, il fait preuve d'une sagacité et d'une profondeur particulières. La doctrine des forces de la nature est par lui théorisée avec une précision hardie ; la distinction du macrocosme et du microcosme, leurs analogies, leurs influences réciproques, sont creusées, étendues et reliées dans un large système de physique transcendante. Les principes divers des choses de la nature, il les nomme des *astres*, et ces astres reçoivent des corps célestes appelés vulgairement de ce nom l'influence mystérieuse qui leur donne leur force propre et les rend principes actifs. Le ciel et la terre du macrocosme sont représentés, dans le microcosme, le premier par le cerveau, siége de la pensée, la seconde par les forces physiques Le ciel du cerveau est en rapport avec le ciel de la sphère ignée, et chaque partie du corps avec une planète. Quant à la doctrine des éléments, elle est, dans Paracelse, à peu près telle que nous l'avons vue dans les philosophes grecs : pour lui comme pour eux, ce ne sont pas les corps désignés sous les noms d'air, de feu, etc., mais bien de simples principes actifs, constituant la substance des objets et déterminant leur nature. Inutile, pour ainsi dire, d'ajouter que le feu est, comme dans la Kabbale, l'élément propre des astres, et que par là, conformément au système, il est la source de la pensée.

Voilà, si je ne me trompe, de quoi expliquer les figures des *Livres d'heures*. Non que Paracelse ait fourni ces sentences et préceptes dont les figures sont accompagnées, — l'usage de cet ornement et le texte même sont antérieurs à Paracelse, et l'identité complète des formules sur des livres imprimés, dans la seconde moitié du XVe siècle, en des lieux éloignés les uns des autres, dénote un usage parfaitement établi dès cette époque ; — mais la doctrine du philosophe suisse répand naturellement la lumière sur les croyances populaires dont elle était l'expression savante. Vous comprenez maintenant le rapport marqué entre tel ou tel viscère et telle ou telle planète(1), entre les divers tempéraments(ce sont cexu de Galien) et les divers éléments. De plus, vous reconnaissez dans les préceptes médicaux déduits des diverses positions de la lune sur le zodiaque, une émanation de la médecine hermétique telle qu'elle s'était vulgarisée. On se demande naturellement quelle a été l'origine de ce singulier rapport établi entre les indications des pertes de sang et les divers temps de la révolution sidérale de la lune. D'une manière générale, il n'est guère douteux que ce ne soit là le résultat d'une combinaison astrologique, étrangère à toute observation, à toute expérience. Mais cette combinaison elle-même, sur quoi repose-t-elle? Une investigation minutieuse dans le domaine de l'astrologie l'apprendrait peut-être. Quant à moi, je remarque d'abord que les temps marqués par la légende pour l'opportunité des soustractions sanguines ne sont les mêmes ni pour chaque mois, ni pour chaque année, puisque la lune, parcourant le cercle entier des constellations en un peu plus de vingt-sept jours, se trouve, à un jour donné du mois, en avant de la position qu'elle occupait le même jour dans le mois précédent.

En y regardant de plus près encore, on s'aperçoit que les temps sont espacés symétriquement, et cela pour chacun des quatre tempéraments. *Il fait bon saigner au cholérique* quand la lune est dans les signes du Bélier, du Lion et du Sagittaire; *il fait bon saigner au sanguin* quand la lune est dans le Verseau, les Jumeaux ou la Balance, etc. Or, il y a trois signes entre le Bélier et le Lion, trois signes entre le Lion et le Sagittaire; de même trois signes entre le Verseau et les Jumeaux, entre les Jumeaux et la Balance. Et ainsi de suite pour les deux autres tempéraments. En sorte que les époques où conviennent, pour chaque tempérament, les soustractions sanguines, sont constamment séparées par le temps que met la lune à aller d'une constellation à la quatrième des constellations suivantes. A n'en pas douter, cet arrangement est le résultat d'un calcul prémédité, et il devient dès lors vraisemblable que les légendes inscrites se rattachent simplement au système arbitraire de combinaisons numériques qui est propre à la magie, à l'astrologie, et généralement aux sciences occultes C'est ce système qui attribue des vertus particulières à certains nombres, notamment aux nombres 3, 7, 9, et à leurs multiples. Ce qui donne encore plus de force à cette interprétation, c'est que les *Livres d'Heures*, à côté de ces indications astrologiques, placent d'ordinaire d'autres préceptes relatifs aux indications de la saignée dans les diffé-

(1) On sait que, plus tard, la chiromancie a poussé cette doctrine à de plus grands excès encore, en attribuant aux planètes une influence, non plus sur une partie importante du corps, mais sur les *lignes* et les *tubérosités* de la main. On comptait sur la main sept tubérosités répondant aux sept planètes.

rents mois de l'année. Ces préceptes, écrits en vers latins barbares, portent l'empreinte évidente des doctrines du temps. C'étaient là, sans doute, les vraies règles de la médecine populaire, règles fondées sur une tradition expérimentale ou une déduction scientifique plus ou moins erronées, mais non plus sur un jeu d'esprit.

A. Dechambre.

BIBLIOTHÈQUE IMPÉRIALE IMPR.

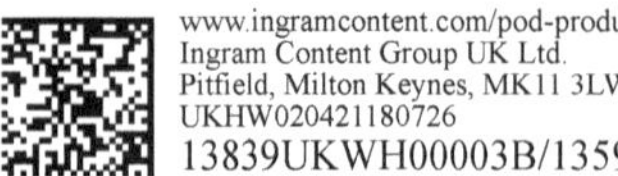

www.ingramcontent.com/pod-product-compliance
Ingram Content Group UK Ltd.
Pitfield, Milton Keynes, MK11 3LW, UK
UKHW020421180726
13839UKWH00003B/1359

9 782329 364520